조현병

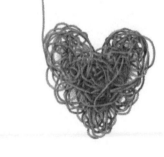

마음의 줄을 고르다

제2판

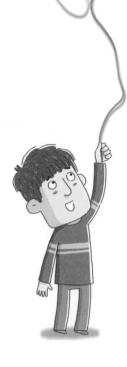

지은이
대한조현병학회

조현병, 마음의 줄을 고르다

첫째판 1쇄 발행 | 2013년 5월 6일
첫째판 2쇄 발행 | 2014년 5월 15일
첫째판 3쇄 발행 | 2016년 6월 23일
둘째판 1쇄 인쇄 | 2023년 10월 4일
둘째판 1쇄 발행 | 2023년 10월 12일

지 은 이 대한조현병학회
발 행 인 장주연
출 판 기 획 임경수
책 임 편 집 김지수
편집디자인 조원배
표지디자인 김재욱
일 러 스 트 김제도
발 행 처 군자출판사(주)
　　　　　등록 제4-139호(1991. 6. 24)
　　　　　본사 (10881) **파주출판단지** 경기도 파주시 회동길 338(서패동 474-1)
　　　　　전화 (031) 943-1888　　　팩스 (031) 955-9545
　　　　　홈페이지 | www.koonja.co.kr

ISBN 979-11-7068-062-8 (03510)

정가 15,000원

조현병

마음의
줄을
고르다

제2판

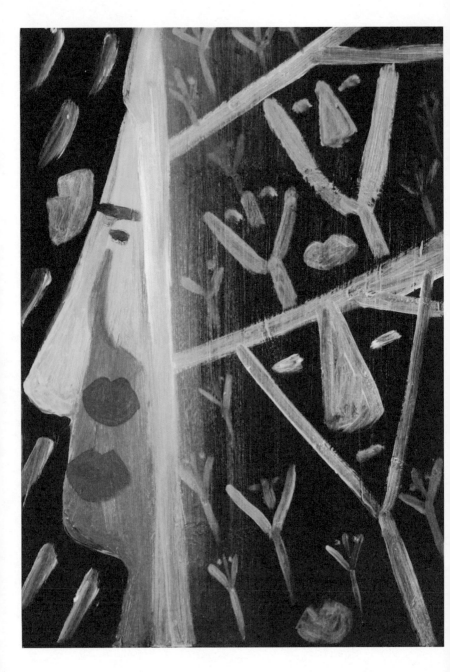

그림설명 | 김동기

그는 어려서부터 미술과 음악과 관심과 재능이 많았습니다. 고등학교 3학년 때에는 본격적으로 미술을 공부하기도 했습니다. 그는 대학에서 순수미술을 전공했지만 병으로 인해 학업 유지도 직장도 얻기도 힘들었고 친구도 없이 외로이 지냈습니다. 병이 발병한 후 그는 오랫동안 미술활동을 등한시하다가 10여년 전부터는 추상화되고 단순화된 작품을 제작하기 시작하였습니다. 그에게 위로가 되고 친구가 되어준 것은 바로 그림입니다. 병의 발병은 그의 그림도 변화시켜 놓았습니다. 과거의 사실적인 화풍의 작품은 이제 그 자신만의 소박하고 순수하며 단순화고 추상화된 양식으로 탄생하였습니다. 병으로 인해 그의 작품은 오히려 더 창의적이고 더 예술적으로 변한 것입니다.

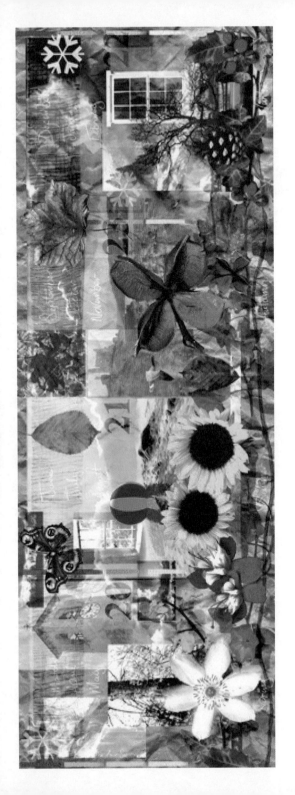

그림설명 l 마크 하이얌, 사계

   그는 학교를 졸업한 후 웨딩 및 인물사진 편집을 시작해서, 나중에는 컴퓨터를 이용하여 큰 규모의 상업예술 쪽으로 일을 넓혔습니다. 30세 이후부터 환청을 듣기 시작하였고, 자해를 하곤 했는데, 거의 2년 동안이나 숨기며 지내 왔습니다. 조현병을 진단받고 병원에 입원하였을 때, 주치의는 그가 병에 대한 감정을 표현할 수 있도록 예술 작업을 시작할 것을 권하였습니다.
   현재 아내 버니와 함께 영국 머시사이드에 살면서 다양한 디지털 이미지 작품들을 만들어 전시하고 판매하고 있습니다. 그는 자신에 대해 이렇게 말합니다."예술 작품을 만들어 조현병에 대한 사람들의 편견을 이겨낸다는 생각이 나를 가장 기쁘게 합니다."

개정판 머리말

미국 남가주 주립대학 법학대학원 교수로 조현병 환자라고 스스로 밝힌 엘린 삭스는 "일과 사랑은 우리의 전부이고 인간다움의 초석"이라고 이야기 한 바 있습니다.

대한조현병학회는 2011년 정신분열병의 명칭을 조현병으로 개정하였으며 2013년에는 학회 창립 15 주년기념으로 "조현병, 마음의 줄을 고르다" 초판을 출간하였습니다. 2023년 학회 창립 25주년을 맞아 조현병과 함께하는 여정에 작으나마 힘을 보태 드리고자 개정판을 출간하게 되었습니다.

조현병은 마음의 다양한 기능인 사고와 지각, 정서, 의지 그리고 행동의 장애나 현실검증력의 이상을 특징으로 하는 질환으로 두뇌와 관련된 신경발달, 유전과 환경의 상호작용에 의해 발병하는 것으로 추정하고 있습니다. 발병초기에 환자나 가족들은 당혹스럽고 받아들이기 힘들어 부인하거나 망연자실하여 정신건강의학과 의사보다는 무속이나 종교, 혹은 심리상담가에게 도움을 받으려 하다 적절한 치료시기를 놓치는 경우도 있습니다. 약 50% 정도의 환자는 자신이 앓고 있는 병에 대해서 통찰을 갖지 못하는 질병인식불능증을 경험하는 것으로 생각됩니다.

조현병의 발병률은 1% 정도로 비교적 흔한 질환입니다. 치료를 받을 경우 2/3 정도는 양호한 경과를 보이며 30% 정도는 재발을 반복하거나 치료저항성을 나타내는 것으로 알려져 있습니다. 조현병과의 동행은 절대 만만하지 않습니다만 그렇다고 세간에 알려진 것처럼 그렇게 암울한 것도 결코 아닙니다. 시인 최승자와 시인 횔덜린, 조각가 카미유 클로델, 경제학자 존 내쉬, 작가 잭 케루악, 음악가 브라이언 윌슨, 핑크 플로이드의 멤버 시드 배럿처럼 인류의 의식을 고양시킨 창의적인 인물도 조현병을 앓았던 것으로 알려져 있습니다. 한편 아인슈타인과 버트란트 레셀, 제임스 조이스, 제임스 왓슨 그리고, 오이겐 블로일러의 자제 중에도 조현병을 앓은 분들이 있습니다. "전쟁 같은 맛"의 저자인 그레이스 조의 어머니는 조현병으로 치료를 받았습니다.

치료로는 약물치료가 가장 중요하며 심리치료는 환자들이 증상을 이해하고 받아들이며 병식을 가지고 꾸준히 치료받고 일상생활로 복귀하는 데 도움을 줄 수 있습니다. 심리치료는 지지적인 정신치료와 인지행동치료가 대표적이며 이외에 인지교정치료, 독서와 글쓰기, 예술치료, 운동요법, 그리고 정신재활치료가 있습니다.

1세기의 스토아 철학자 에픽테토스는 엥케이리디온에서 어떤 사건을 당했을 때 느끼는 정서적인 어려움은 사건 자체가 아니라 그에 대한 견해와 해석에 따라 달라진다고 말 합니다. 더불어, 어떤 것이든 자신의 뜻에 달려있는 것인지 아닌지를 살펴보고 아닐 경우 미련을 갖지 않는 것이 고통에서 벗어나는데 중요하다고 이야기합니다.

이 생각은 현대 인지행동치료의 근간을 이루는 것으로 이를 통해 자신에게 닥친 사건을 해석하는 다양한 견해를 탐색해 보고 왜곡되지 않고 합리적이며 현실적인 관점을 선택할 수 있게 됩니다. 정신병적 경험과 정상적인 경험을 연속선 상에 놓고 접근하는 정상화 해석이 대표적인데 이를 통해 환자들은 소외되거나 낙인 찍히는 느낌을 덜 받게 됩니다. 예를 들어 환청이나 망상에 대하여 일반인들도 특정 상황에서 유사한 정신병적 경험을 할 수 있다는 견해는 재앙화 사고에서 벗어나는 데 도움을 주며 불안과 우울, 고립감의 고통을 줄여줄 수 있습니다.

약물치료를 통해 처음에는 잠을 푹 자게 되고, 불안, 긴장, 초조에서 벗어나며, 점차 의심이나 편집증, 망상이나 환청 같은 주요 증상에서 자유로워지게 됩니다. 물론 증상이 남아있는 경우도 있으나 불완전함을 인정하고, 심리치료를 통하여 이해하고 받아들이며 함께 살아가는 방법을 깨닫게 된다면 그리 큰 걸림돌이 되지는 않습니다. 장기지속형 주사제는 재발 방지에 효과가 있는 것으로 알려져 있으며, 올해부터는 6개월에 1회 주사가 가능한 약물도 사용되기 시작하였습니다. 치료에 잘 듣지 않는 환자들인 경우에는 클로자핀과 마취하 전기

경련치료, 뇌자극 치료가 도움 될 수 있습니다. 항정신병 약물의 조절하기 힘든 부작용으로 알려진 지연성 운동장애를 치료할 수 있는 약물인 발베나진도 개발되어 현재 몇 나라에서는 처방되고 있습니다. 우리나라에서 발베나진은 식약처의 허가를 받았으나 심사평가원과의 약가 협상 문제로 아직 못하고 있어 이를 해결하기 위한 노력이 필요합니다.

요즈음 우리나라에는 조현병에 대한 편견과 낙인이 만연해 있습니다. 몇몇 조현병 환자들이 관련된 사건에 대하여 일부 언론에서 조현병 탓인 것으로 왜곡하여 이슈화하거나, SNS에서 정제되지 않은 흥분과 증오를 쏟아내는 경우가 있습니다. 이는 낙인과 편견을 심화시키며 대부분 선량한 환자나 가족들이 병원을 찾는 것을 주저하게 만들기도 합니다. 유사 사건의 재발 방지를 위하여 건설적인 논의가 이루어지는 것은 당연히 필요하지만 이와 같이 비합리적인 공포를 조장하는 사회분위기는 조기발견과 조기치료에 커다란 장애물로서 속히 개선되어야 합니다.

근래에 변경된 정신보건의료 시스템도 편견이나 낙인의 심화에 한 몫을 하고 있습니다. 2016년 정신건강복지법은 정신장애 환자들의 비자의 입원 요건을 강화하는 방향으로 개정된 바 있습니다. 이에 따라 병의 증상뿐만 아니라 자타해의 위험성이 함께 있어야만 비자의 입원이 가능하게 되어 입원 요건의 사각지대에 놓인 환자들은 제 때에 입원 치료를 받지 못하며 여러 사건 사고에 연루되는 일이 늘어나게 된 것입니다.

미국의 정신건강의학과 의사 풀러 토리는 저서『조현병의 모든 것』에서 미국에서도 역사적으로 유사한 변화의 흐름이 있어왔고 현재는 절반 정도의 주에서 자타해위험성을 확인해야만 비자의 입원을 허용하는 시스템에서 "치료 필요성"이나 "악화되는 임상 상태"를 비자의 입원의 기준으로 삼고 있다며 질병인식불능증이 문제 되는 조현병 환자의 특성상 필요한 변화라고 주장합니다. 미국의 전임 국립정신건강연구소장이며『마음이 아픈 사람들』의 저자인 토마스 인셀은 2023년 대한조현병학회 춘계학술대회의 기조연설에서 미국의 탈원화 정책은 실패하였다고 하며 답습하지 말기를 권고한 바 있습니다. 우리는 도그마로서의 탈원화가 아니라 환자들을 치료하고 사회로 복귀하는데 실질적인 도움을 줄 수 있는 방안을 찾아 미국과 같은 실패를 답습하지 않도록 해야 하겠습니다.

조현병 환자들이 최선의 치료를 받을 수 있는 사회 기반을 조성해야 하겠습니다. 이를 위하여 첫째, 두려움 없이 치료받을 수 있는 분위기의 전제 조건인 편견과 낙인에서 자유로워질 수 있도록 언론보도준칙의 제정과 인식개선 캠페인, 교육에 힘써야 하겠습니다. 둘째, 치료 필요성이나 악화된 임상 상태를 비자의 입원 기준으로 변경하고 사법입원제도를 도입해야 합니다. 셋째, 정신보건 예산증액을 통해 경제적인 부담 없이 조기에 적절한 치료를 받고 온전히 쉰 후 사회로 복귀할 수 있도록 해야 하겠습니다. 마지막으로, 고령화와 핵가족화 시대에 환자들의 치료와 돌봄을 가족들에게만 맡기지 말고 국가가 책임 지는 시스템이 필요합니다. 마음의 줄을 고르는 것은 환자와 가족뿐만 아니라 우리 모두 하나 되어야 이룰 수 있는 과제로 이를 통하여 조현병 환자들에게도 엘린 삭스가 소망하였듯이 평범하게 일하며 사랑할 수 있게 되는 날이 도래하기를 바랍니다.

2023년 8월

대한조현병학회 이사장 이 유 상

초판 머리말

　조현병은 전반적으로 인구의 0.5%-1% 정도가 앓고 있다고 알려져 있습니다. 우리나라에도 5만명에서 25만명 정도가 이 병을 앓고 있다고 추정할 수 있습니다. 그런데 이 병에는 너무나 많은 오해와 편견이 있다고 생각합니다. 이런 오해와 편견으로 인해 실제 회복이 가능하고 심지어는 완치가 가능한 환자들이 어려움을 겪는 것을 보면서 너무나 안타까운 마음이 들었습니다. 저희 대한조현병학회에서는 2006년에 "정신분열병 바로알기"란 소책자를 발간하여 환자분들과 가족들이 이 질병을 이해하고 적절한 치료를 통하여 다시 사회로의 복귀를 돕고자 하였습니다. 그러나 여전히 오해와 편견은 높았으며, 환자분들의 사회 재적응을 하는데 역시 사회적 장벽과 오해에서 비롯된 낙인이 큰 장벽이었습니다.

　사회적 편견과 장벽을 낮추려는 노력의 일환으로 2012년에는 병명개정이 이루어져 이제는 "정신분열병"이 아닌 "조현병"으로 병명을 바꾸었습니다. 이번에 저희 학회에서는 학회 창립 15주년과 병명 개정의 의미를 새기고자 개정판 "조현병,

마음의 줄을 고르다"를 출간하게 되었습니다. 이 책은 전문적인 학술적 지식을 환자와 가족들이 이해할 수 있게 풀어 기술하였습니다. 책의 전반부는 조현병의 원인 증상, 진단 및 치료 등에 대해 간략하게 설명하였고 후반부에는 환자와 가족들이 흔히 경험하게 되는 정서적 문제, 재활 치료와 재발 예방 등에 대해 다루었습니다. 특히 책의 끝부분에는 조현병에 대한 흔한 오해와 편견, 그리고 조현병과 창의성에 대해, 그리고 환자와 가족들이 궁금해 하는 의문점들에 대해 정리 하였습니다.

이 책은 환자와 가족들의 이해를 돕기 위해 준비되었으나 이들 이외에도 인접 분야에서 활동하고 있는 전문가들에게도 유용한 지침서로 활용될 수 있을 것으로 기대됩니다. 이 책이 출판되도록 원고를 준비하고 검토해주신 대한조현병학회 임원 여러분께 깊은 감사를 드리고 책의 출간에 많은 도움을 주신 군자출판사에도 감사드립니다.

저자를 대표하여 2013년 4월

김 찬 형

대한조현병학회 이사장

차례

김동기 / 국내그림

마크 하이앰, 사계 / 국외 그림

개정판 머리말　이유상

초판 머리말　김찬형

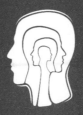

1

조현병은 도대체
어떤 병인가요?

조현병은 도대체 어떤 병인가요?

조현병 경과는 어떻게 진행되나요?

조현병이 다른 병과는 어떻게 다른가요?

조현병이란 진단은 어떻게 변해왔나요?

조현병, 마음의 줄을 고르다!

조현병은 도대체 어떤 병인가요?

조현병은 정신건강의학과 의사의 면담을 통해 진단합니다. 물론 뇌 자기공명영상(MRI)이나 컴퓨터단층촬영(CT), 뇌파검사, 혈액검사, 심리검사 등 결과도 진단과정에 참고할 수 있지만, 정신건강의학과 의사가 환자 본인과 가족이나 친구들을 면밀하게 면담한 뒤에 주된 진단을 판단하게 됩니다.

조현병 진단기준을 살펴볼까요?

최근에는 어떤 증상이 있었으며, 그 기간은 얼마나 되었는지, 어느 정도 증상인지, 직장이나 학교에서 주어진 일을 잘 해왔는지, 사람들과 관계는 어땠는지 등 정보를 종합하여 평가하게 됩니다. 그래서 망상과 환각을 비롯한 주요한 증상 5가지 중에서 2가지 이상이 1개월 이상 나타나고, 사회적·직업적 기능이 손상되어 업무능력이나 사람들과 관계가 예전보다 악화되는 양상을 나타내며, 6개월 이상 병의 증상 및 징후를 나타낼 때 조현병으로 진단됩니다. 조현병 진단을 위해서는 비슷한 증상을 보일 수 있는 다른 질환이 없다는 것도 확인해야 합니다.

하지만 이러한 기준을 통해 진단하는 데에는 오랜 경험과 수련이 필요하기 때문에 비전문가가 진단기준을 획일적으로 적용하는 것은 매우 위험합니다. 국제적으로 공인 받고 있는 미국정신의학회의 진단기준은 다음과 같습니다.

「정신장애의 진단 및 통계 편람 제5판-TR」 조현병 진단기준

A. 증상에 관련된 기준
　　망상
　　환각
　　와해된 언어
　　와해된 또는 긴장성 행동
　　음성증상
※ 위 5가지 증상 중 2가지 이상이 한 달 이상 있어야 합니다

B. 사회적, 직업적 기능의 손상: 직업, 사회적 관계 또는 자기관리 중 하나 이상에서 이전에 비해 심각하게 기능 수준이 떨어집니다.

C. 6개월 이상 조현병의 증상 및 징후가 지속되어야 합니다.
　　(A 기준을 만족하는 한 달 이상의 기간 및 전구증상이나 잔여증상을 포함해서 6개월 이상이 되어야 합니다.)

D. 배제기준: 아래 질환들이 아니어야 합니다.
　　조현정동장애
　　기분장애
　　약물이나 기타 내과적 질환
　　자폐증, 전반적 발달장애

◆ A, B, C, D 기준을 모두 만족하여야 조현병으로 진단할 수 있습니다.

---

* 출처: 미국정신의학회. 정신장애의 진단 및 통계 편람 제5판-TR. 2022.

미국정신의학회「정신장애의 진단 및 통계 편람 제IV판」은 주된 임상양상에 따라 조현병을 편집형, 혼란형, 긴장형, 미분화형, 잔류형 등 5개 아형으로 구분했습니다. 하지만 2022년에 개정되어 발표된「정신장애의 진단 및 통계 편람 제5판-TR」은 이러한 아형분류를 모두 삭제하였습니다.「정신장애의 진단 및 통계 편람 제5판」은 기존아형 대신에 환각, 망상, 와해된 언어, 이상정신운동 및 행동, 음성증상, 인지기능 장애, 우울증, 조증 등 대표적인 증상이 어느 정도 있는지를 평가하여 기록하는 형태의 차원적 분류를 사용하게 됩니다. 한편, 조현병을 의심할 수 있는 초기증상은 다음 표와 같습니다. 다음과 같은 증상을 나타내는 경우에는 정신건강의학과 전문진료가 필요합니다.

조현병을 의심할 수 있는 초기증상

- 몸에 이상이 있다고 생각하는 막연한 건강염려증
- 몸과 주변세상이 자신과 동떨어진 비현실적인 느낌
- 평상시에는 관심이 없던 철학적, 종교적 주제에 집착
- 집중력 저하, 긴장, 불안 양상
- 불면, 사회 부적응, 성격 변화, 학업 문제, 대인관계 변화
- 특이한 생각과 행동, 의미 없는 말, 이상지각, 정서 불안
- 실제로 존재하지 않는 것의 지각(환각)
- 혼잣말, 혼자 웃음, 충동적인 행동
- 비합리적이고 잘 이해되지 않는 믿음(망상)
- 논리성 없이 동문서답
- 감정 표현이 적고 단조롭고 표정이 없음
- 이해할 수 없는 이상한 행동

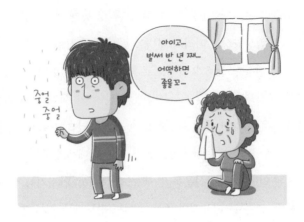

조현병은 다양한 증상을 나타냅니다.

　조현병 증상은 개인에 따라 병의 시기에 따라 상당히 다를 수 있습니다. 어떤 환자는 환청을 들으며 혼잣말을 하고 겉으로 보기에는 특별한 이유없이 갑자기 화를 내며 눈에 띄게 이상한 행동을 보이기도 하고, 어떤 환자는 자신이 감시당한다는 망상 때문에 집에 틀어박혀 지내기도 합니다. 처음 발병할 때는 환청과 망상이 같이 있다가 호전되고 나면 의욕없이 위축되어 지내는 모습을 보이기도 합니다. 이러한 다양성 때문에 많은 사람들은 환자가 진짜로 조현병을 앓고 있는 게 맞는지를 의심하기도 합니다. 다양한 임상양상으로 인해 조현병은 이해하기 어렵고 때로는 혼란을 주기도 하는데, 특히 조현병 증상이 동시에 모두 존재하지 않을 수도 있기 때문에 더욱 그렇습니다. 조현병의 흔한 증상은 양성증상, 음성증상, 인지증상, 공격성 및 정동증상으로 나누어 볼 수 있습니다.

양성증상이란 무엇일까요?

일상적 생활에서 경험할 수 없는 환각, 망상, 사고장애, 부적절한 행동 등을 양성증상이라 부릅니다. 즉 쉽게 생각하면 누가 보아도 병적으로 생각되는 눈에 띄는 증상을 말합니다.

환청과 망상은 현실을 왜곡하여 받아들이는 증상들입니다. 이 중 다른 사람은 감지하지 못하는 무언가를 보거나 듣거나 느끼는 것을 환각이라고 하는데 환각의 종류에는 남들은 듣지 못하는 목소리를 듣는 환청, 남들은 보지 못하는 것을 보는 환시, 남들은 못 맡는 냄새를 맡는 환후, 남들이 느끼지 못하는 촉감을 느끼는 환촉이 있습니다.

망상은 반대되는 증거들이 우세해도 사실이라고 믿거나, 자신의 교육·문화·종교적 배경과 부합하지 않는 것에 대해서 확신을 가지고 있는 잘못된 믿음을 말합니다. 이 믿음은 조현병을 앓는 환자에게는 너무나 사실로 받아들여지기에 바꾸기가 어렵습니다. 망상 종류는 다양한데 누군가 나를 해치려 한다고 믿는 피해망상이 가장 흔하고, 남들이 자신의 이야기를 하거나 텔레비전이나 신문 등에서 자신에게 메시지를 전달하거나 자신에 대한 이야기를 한다고 느끼는 관계망상도 흔합니다. 또, 자신에게 초능력이 있다거나 자신이 위대한 사람이라는 과대망상을 보이거나 다른 사람이 자신의 생각을 읽는다고 믿거나 자신의 생각, 감정, 행동을 조종한다고 믿는 망상도 있습니다.

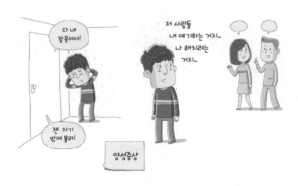

사고장애와 부적절한 행동은 생각과 행동이 혼란스러워 보이는 증상들입니다. 환자가 사고장애가 있으면 생각의 흐름에 문제가 있어서 횡설수설하는 등 이해하기 어려운 말을 하기도 합니다. 사고장애의 정도는 질문에 대한 대답이 조금 빗나가는 정도로 가벼울 수 있고 전혀 이해되지 않는 신조어를 쓰고 무슨 얘기를 하는지 전혀 알아들을 수 없을 정도로 심할 수도 있습니다. 또한 무더운 날에 외투나 목도리를 하거나 아무 이유없이 갑자기 소리를 지르는 것 같은 부적절한 행동도 나타날 수 있습니다.

음성증상이란 무엇일까요?

조현병은 감정변화가 없고, 표현이 단조로우며, 말수나 행동이 줄어드는 모습을 보이기도 합니다. 이들 증상은 정상적인 활동이나 기능의 소실을 나타내기 때문에 음성증상이라 불립니다. 하루종일 피로를 느끼고, 이전에 즐겼던 활동도 하지 않게 되고 씻거나 옷을 입는 것도 귀찮아지는 증상이 나타나서 언뜻보면 단순히 무기력하고 조금 우울한 것이 아닌가 하는 생각이 들게 합니다. 이런 음성증상은 조현병 발병 초기부터 나타나거나, 중후기 이후 두드러지게 나타나 오랜기간 지속되기도 합니다. 가족과 친구는 종종 이런 증상에 대처하는데 어려움을 느끼며, 때로는 이를 단지 게으르다고 생각하기도 합니다.

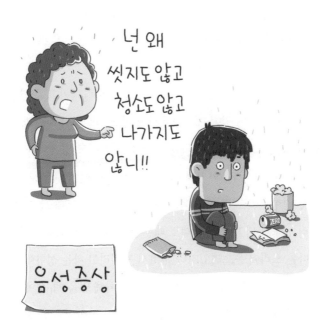

인지증상이란 무엇일까요?

'인지기능'은 주의, 집중, 이해, 기억, 판단 등 사고의 다양한 측면을 일컫는 용어입니다. 인지기능은 생각하고 배우고 이해하고 의사소통을 하는데 중요하며, 잔돈을 세는 것과 같은 쉬운 일에서부터 장기를 두거나 시를 쓰는 복잡한 일에 이르기까지 일상생활에서 다양한 일을 할 수 있도록 해 줍니다. 조현병을 앓는 환자 중 인지장애가 있는 경우, 글을 읽고 쓰고, 물건을 구입하거나 음식을 만들 때 어려움을 느끼거나 약을 먹는 것을 잊어버리는 등 집중력 저하나 건망증과 같은 기억력의 문제를 호소하게 됩니다.

공격성은 어떻게 나타날까요?

우리사회에는 조현병을 앓는 사람은 폭력적이고 위험할 것이라는 편견이 있고 매스컴에서 정신질환을 앓는 사람과 관련된 사건사고 보도는 이러한 편견을 조장 하고 있습니다. 정신질환이 없는 경우와 비교해 볼 때 폭력적 행동의 빈도가 더 높은 경향은 있지만, 알코올사용장애 환자와 비교해 볼 때 오히려 빈도가 더 낮으며 실제로 대부분의 환자들은 폭력적이기 보다는 도리어 움츠려있거나 혼자서 지내려고 하는 성향이 더 강합니다. 하지만 심한 스트레스 상황에 처해 있을 때, 술에 취한 경우 혹은 약물을 남용한 경우, 환각이나 망상이 심한 경우,

발병 전에 폭력적인 행동을 했던 경험이 있는 경우에 공격성이 행동화될 수 있는 위험성이 있습니다. 특히 증상이 심한 상태임에도 치료를 잘 받고 있지 않는 경우 공격성이 행동화될 가능성이 높아지기 때문에 적절한 치료가 매우 중요합니다.

정동증상이란 무엇일까요?

우울증상이나 불안증상은 조현병의 대표적인 증상은 아니지만 조현병을 앓는 환자에게서 흔히 나타납니다. 우울증상은 특히 환자가 회복되어가는 단계에서 더 자주 나타나는데, 우울증상이 생기는 경우 직업을 잃거나 학업을 중단하는 등 일상생활에 어려움이 생길 수도 있습니다. 병이 지속되면서 비참하거나 불행하다는 느낌이 드는데, 우울증상이 나타나면 일상생활에 의욕이 없어지며 잠들기 어렵거나 일찍 깨고 입맛이 떨어지고 죽음에 대해 생각을 하게 되기도 합니다.

불안증상 역시 조현병에서 흔히 나타나는 증상으로 심한 스트레스 상황에 처하거나, 외출이나 이사처럼 갑자기 환경이 변하는 경우에 대한 두려움, 신경과민, 긴장, 걱정으로 인해 나타날 수 있습니다. 불안증상이 있으면 소화가 잘 안되고 뱃속이 불편하거나 어지러움, 두통이 생기고 가끔씩 심장이 두근거리고 빨리 뛰는 신체적인 증상이 나타날 수도 있습니다.

조현병 증상의 예

양성증상	• 남들이 듣지 못하는 목소리를 혼자 듣는다. • 무언가를 하라고 지시하는 목소리가 들린다. • 남들이 보지 못하는 것을 본다. • 다른 사람이 나의 생각을 읽고 있다고 믿는다. • 다른 사람이 나의 행동을 조절 한다고 믿는다. • 누군가 나를 해치려 하고 있다고 믿는다. • 나에게는 다른 사람이 없는 특별한 힘을 가지고 있다고 믿는다.
음성증상	• 하루 종일 피로를 느낀다. • 이전에 즐겼던 활동을 하지 않게 된다. • 씻거나 옷을 입는 등의 정상적인 생활을 하기 어렵다. • 사람에 대한 감정이 없어진다.
인지증상	• 글을 읽고 쓰는데 어려움을 느낀다. • 물건을 구입하거나 음식을 만들 때 어려움을 느낀다. • 전기난로를 켜 놓고 집을 나간다. • 약을 잘못 복용하거나 약을 먹는 것을 잊어버린다.
공격성	• 예민하며 화를 낸다. • 주위에 물건을 던지거나 위협 한다.
정동증상	• 비참하거나 불행하다는 느낌이 든다. 일상생활에 의욕이 없다. • 수면 양상의 변화(잠들기 어렵거나 일찍 깨는 경우, 많이 자는 경우)가 있다. • 식사 양상의 변화(입맛이 떨어짐)가 있다. • 자존감이 낮아짐을 느낀다. 죽음에 대해 생각을 하게 된다. • 소화가 잘 안되고 뱃속이 불편하다. 어지러움을 느낀다. • 두통이 생기고 어지러움을 느낀다.

조현병 경과는 어떻게 진행되나요?

조현병 경과는 매우 다양합니다. 일부 환자는 완전히 회복하거나 또는 양호한 사회적 기능을 보이기도 하는 반면에, 어떤 환자는 만성적인 장애 상태에 머물기도 합니다. 장기적으로 양호한 경과를 보이는 경우는 1/3, 나머지 2/3은 중간 또는 불량한 경과를 보인다고 일반적으로 알려져 있습니다.

양호한 경과를 보이는 환자 중 일부는 병으로부터 완전히 회복되기도 합니다. 조현병 회복은 병전기능으로 돌아가는 것은 아니며 증상을 조절해서 사회적 직업적 기능을 발휘하는 것을 말합니다. 이런 기준으로 볼 때 '회복'된 환자는 5명 중 한 명 꼴입니다.

가장 불량한 경우는 만성경과를 나타내는 경우를 말합니다. 만성경과를 나타내는 환자는 10명 중 1명인데, 재발이 만성화를 만드는 가장 큰 주범입니다. 재발은 1년 내에는 비교적 흔치 않지만 1년이 지나면 급격히 증가해서 2년째에는 40%, 5년째에는 80%가 재발한다고 알려져 있습니다. 재발을 막는 데는 약물치료가 효과적입니다. 특히, 급성증상에서 호전된 후에 장기간 항정신병약물복용을 지속하는 유지치료가 재발률을 감소키시는 효과를 나타냅니다.

의사들은 조현병 경과에 영향을 주는 요인을 찾는데 다양하고도 많은 노력을 했습니다. 이 요인들을 알게 된다면 예후를 예측해낼 수 있을 뿐만 아니라 치료에 도움이 되기 때문입니다.

현재까지 연구를 통해 밝혀낸 불량한 경과를 나타내는 요인은 발병 전 사회적 학업기능이 나쁠 경우, 오랜시간에 걸쳐 서서히 병이 생겼을 때, 발병이 어린 나이에 되었을 때, 음성증상이 현저할 때, 인지기능저하가 심할 때, 남자인 경우입니다.

위 요인들은 서로 관련성이 있습니다. 현저한 음성증상과 인지기능저하가 있는 환자는 당연히 병 전에 학업능력과 사회적 적응력이 떨어져 있었을 것이고, 이로써 조기에 발병할 수 있습니다. 실제 남성의 경우 여성보다 발병 연령이 빠른 것으로 알려져 있어 불량한 경과를 야기하는 요인들이 한꺼번에 나타나는 경향이 있습니다.

조현병에서 기대수명 감소는 12-15년에 이르며 주로 비만, 활동부족 그리고 흡연의 영향입니다. 일반인구와 사망률을 비교해 보면 남자환자는 5배, 여자환자는 2배가 높습니다. 특히 높은 사망률에 가장 큰 영향을 주는 것은 자살입니다. 일반 인구에 비해 환자들의 높은 사망률의 절반 이상이 자살이라는 것입니다.

조현병 환자 자살률은 5-10%로 추산되며 주로 증상 발현 시기와 첫 입원에 많이 일어납니다. 특히 2/3의 환자가 발병 6년 내에 자살을 한다고 하고, 자살기도자의 30%가 한번 이상 자살기도를 하여 반복적인 양상을 보입니다. 사실 자살로 인해 발병 초기에 생을 마감하는 경우가 가장 비극적인 경과라고 할 수 있겠습니다.

그러므로 조현병으로 인한 막대한 손실을 막는 방법은 병 초기에 자살에 대한 각별한 관심과 최적의 치료를 집중하는 것입니다. 특히 자살 예측인자 중 하나인 높은 지능, 좋은 병전 기능 및 높은 성취도를 보이는 환자들에게 주의를 기울여야 합니다. 이들은 높은 기대로 인해 실망을 크게 할 수 있으며 재발 및 장애 발생에 대한 두려움도 그만큼 클 수 있기 때문입니다.

정신병은 사지마비나 치매 다음으로 장애를 유발시키는 주요원인이며, 조현병 환자의 약 75%는 재발로 인한 장애를 겪고 있고 전세계적으로 약 1,700만 명의 조현병 환자들이 중등도 이상 장애상태에 있다고 추정됩니다. 조현병의 장애는 사회적 기능저하로 인한 적응 실패입니다. 결국 장애로 인해 많은 환자들이 혼자 고립된 생활을 하게 됩니다.

대체적으로 조현병 경과는 4단계로 나눌 수가 있습니다.

그러니까, 병전기, 전구기, 발생 및 퇴행기, 그리고 만성 및 잔류기 등 4단계를 말합니다.

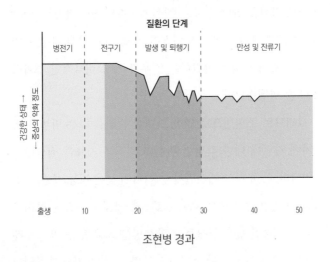

조현병 경과

병전기

출생으로부터 질환과 관련된 어떠한 증상과 증후가 발생하기 전까지 시기입니다. 이 시기에 환자들은 인지적 결함이 미세하게 존재하며, 이는 사회적 기능과 학업 기능에 부정적인 영향을 줍니다. 하지만 이런 변화는 크지 않아서 또래와 확연하게 구분되지 않습니다.

전구기

조현병 환자의 80% 정도는 급성 증상이 나타나기 전에 점진적인 증상 출현을 경험합니다. 가장 뚜렷한 변화는 인지적, 사회적, 직업적 기능저하입니다. 즉 전구기에 이르면 일반인과 뚜렷하게 구분되는 기능저하를 보입니다. 이 시기는 수년에 이른다고 알려져 있습니다. 이 시기에 경험하게 되는 증상으로 잦은 착각이 있습니다. 예를 들어 잠시 헛것을 봤든지, 이상한 소리를 들었다고 느꼈든지 하는 것입니다. 망상보다 낮은 수준의 사고내용 변화가 있어 다른 사람에 대한 의심이 늘어가거나 모든 게 자신과 관계가 있다고 생각하게 됩니다. 집중력이 떨어진다고 호소하는 경우도 볼 수 있습니다.

발생 및 퇴행기

명백한 정신병 증상이 나타나는 시기입니다. 특이하게도 이 출현시기는 남녀 간 차이를 보이는데, 남자환자의 경우 평균 15-25세에 발병하고 여자환자의 경우 이보다 늦은 25-35세에 발병합니다. 그림 1에서 보듯이 병의 경과에서 가장 큰 변화는 발생 및 퇴행기 5-10년 사이에 있습니다. 특히 장애는 초기 5년 동안에 질환악화가 발생한다고 조사되었으며 일부학자들은 초기 2-3년 간 경과를 보면 이후 장기경과를 예측할 수 있을 정도로 초기경과의 중요성을 강조합니다.

또한 환자들의 발병 후 치료를 시작하는데 걸린 시간을 조사해 보면 이 시간이 짧을수록 치료결과가 좋습니다. 추가적인 장애를 최소화하기 위해서 '결정적 시기'라고 불리는 발병 후 5년 동안은 신속하고 적극적으로 치료에 임해야 된다는 점을 다시 한 번 강조합니다.

만성 및 잔류기

일부 증상이나 기능저하가 남아서 두드러진 변동 없이 유지되는 시기로서 회복되는 정도에 따라 환자의 기능 수준은 다양하게 나타납니다. 대체적으로 치료에 대한 반응이 불량한 시기입니다.

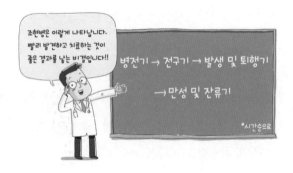

요약해서 말씀드리면,

조현병 경과는 다양하며, 특징적으로 확연한 발병 전에 전구증상이 오랫동안 나타나며, 잦은 재발은 만성경과를 유발합니다. 경과 중에 자살발생률이 높으며, 자살은 주로 초기에, 회복되는 시기에 집중되어 있습니다. 질병으로 인한 기능악화, 장애발생은 발병 후 5-10년에 일어나며, 특히 5년 내에 진행되기 때문에 이를 결정적 시기라고 지칭하고 조기발견과 집중적 치료가 요구되는 시기입니다.

조현병이 다른 병과는 어떻게 다른가요?

조현병 주요증상에 해당하는 망상, 환청, 부적절하고 기괴한 행동, 대인관계 기피, 사회활동 저하 등은 다른 질환에서도 나타날 수 있습니다. 예를 들어, 다른 정신질환이나 신체질환에서도 조현병과 비슷한 증상이나 징후가 나타날 수 있습니다.

신체질환에 의해 비슷한 증상이 나타날 수 있습니다.

신체상태 변화에 따라 망상과 환각 등 증상이 두드러지게 나타날 수 있습니다. 몸 상태가 나빠짐에 따라 실제로 없는 것이 보이는 환시, 실제로 없는 소리가 들리는 환청, 실제로 없는 냄새가 느껴지는 환후 등 환각이 생길 수 있습니다. 환자는 환각이 사실이라고 믿게 되는 경우가 적지 않습니다.

사실이 아닌 것을 굳게 믿는 망상도 종종 발생하는데, 다른 사람의 행동이나 주위 상황이 자신을 일부러 괴롭히는 방향으로 가고 있다는 내용의 피해망상이 가장 많습니다. 망상은 환각보다는 신체상태와 덜 관련된 것으로 알려져 있습니다.

이러한 병에는 반드시 병적 증상을 일으키는 신체질환이 있습니다. 다양한 종류의 신체질환이 정신병적 증상을 일으킬 수 있는데, 뇌신경계질환(종양, 뇌경색, 경련, 심한 편두통, 세균감염, 청각장애), 내분비계질환(갑상샘질환, 부갑상샘질환), 대사성질환(저산소증, 저혈당), 자가면역질환(전신성홍반성낭창), 간장질환, 신장질환 등 많은 질병들이 심할 경우 정신병 증상을 일으킬 수 있습니다. 약물에 의한 정신병도 있습니다. 마약이나 알코올에 의한 환각 상태는 망상과 환각 같은 정신병적 증상을 일으킬 수 있습니다. 또한 마약이나 알코올을 갑자기 끊었을 때 오는 금단 증상에서도 정신병과 같은 현상이 올 수 있습니다. 약물의 종류에 따라 특징적인 증상들을 보이기도 합니다.

조현정동장애라는 병도 있답니다.

조현정동장애는 조현병 증상과 기분증상이 비슷한 정도로 나타나는 질환으로 때때로 조현병과 구분이 어려울 수 있으나, 조현병과 비슷한 경과를 거치는 경우가 많습니다.

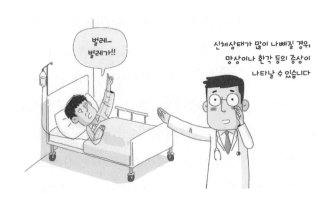

망상장애와 구분이 쉽지 않습니다.

　망상장애는 말 그대로 망상을 주된 증상으로 하는 질환입니다. 환각, 기괴한 말이나 행동, 음성증상은 나타나지 않습니다. 편집형 조현병은 망상장애와 구분이 잘 안되는 경우도 있습니다. 그러나 망상장애는 편집형 조현병보다 일반기능이 덜 나쁘고 망상 이외의 다른 증상이 뚜렷하게 나타나지 않습니다. 하지만 치료는 망상장애가 더 어려울 수 있습니다. 환자 스스로는 큰 불편을 느끼지 않기 때문에 병원에 오지 않는 경우가 많기 때문입니다.

우울증과 구분해야 합니다.

　조현병 환자는 종종 기분이 우울하거나 예민해진다고 이야기합니다. 이러한 증상은 주요우울증에서 흔히 나오는 증상입니다. 그러므로 조현병 초기에는 우울증으로 잘못 알고 병원에 오는 경우도 있습니다.

우울증도 심한 경우 정신병 증상을 일으킵니다. 우울증은 우울감, 의욕 감소, 흥미로운 활동에 대한 관심의 감소 등 기분 문제가 주된 질환입니다. 우울증의 경우 정신병 증상이 사라져도 우울증상은 지속됩니다.

그러나 조현병은 생각의 흐름이나 내용의 문제가 더 주된 증상이며, 메마르고 주위와 동떨어진 것처럼 보이는 감정상태가 나타납니다. 때로는 본인의 이야기나 상황과 맞지않는 부적절한 감정상태를 보이기도 합니다. 가족이나 주변사람들이 보기에 성격이 변한 것처럼 보이기도 합니다.

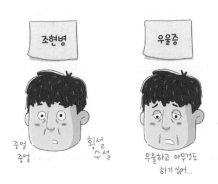

성격장애도 여러 가지가 있습니다.

조현병과 비슷한 모습을 보이는 성격장애도 있습니다. 다른 사람들에게 피해를 받고 있다는 생각을 하고 자신이 남과 다른 특별한 능력을 가졌다고 생각하거나, 점성술, 사주, 특이한 종교, 철학, 외계인 등에 몰두하기도 합니다. 대화하는 방식도 독특합니다. 이러한 성격장애에는 조현성 성격장애, 조현형 성격장애, 편집성 성격장애가 있습니다. 조현병과 달리 시간이 지나도 증상이 심하게 악화되지는 않으며 증상도 심한 편은 아닙니다. 성격장애는 어릴 때부터 지속적인 증상을 보이며 사람들과 관계를 맺는 데 어려움을 보이는 특징도 있습니다.

자폐증과도 구분이 필요합니다.

아주 어릴 때부터 언어 및 발달장애를 보이는 질환들도 조현병과 구분이 필요 합니다. 자폐증 같은 질환을 가진 아이는 사람들과 만나더라도 눈을 마주치지 않고 말하는 방식도 일반인과 다른 양상을 나타냅니다. 그러나 조현병과 달리 뚜렷한 환각이나 망상을 보이지는 않습니다. 한편 이러한 소아질환에 조현병이 같이 나타나는 경우도 있고, 드물지만 조현병이 소아기부터 시작되는 경우도 있습니다.

일부러 꾸며낸 정신병도 있답니다.

의식적으로 조현병 증상을 흉내내는 꾀병도 있습니다. 우리나라에서는 남자의 경우 군대를 안 가기 위해 조현병 증상을 꾸미거나 경미한 정신증상을 조현병 증상처럼 과장하는 경우가 이따금 있습니다. 그러나 조현병은 임상양상이 정말 다양해서, 그 중에서도 음성증상은 일반인이 그대로 꾸며내기는 매우 어렵습니다.

기간에 따라 병을 분류하기도 합니다.

조현병은 그 증상이 6개월 이상 지속될 때 진단할 수 있습니다. 이보다 적은 기간, 즉 1개월 이상 6개월 미만의 조현병 증상이 보이는 경우는 조현양성장애로 진단합니다. 1일 이상 1개월 미만의 정신병적 증상이 있는 경우는 단기정신병적 장애라고 합니다. 이러한 경우 일상기능이 심하게 떨어지지 않으며 치료에 따라서는 아주 좋은 경과를 보이기도 합니다. 조현병의 뚜렷한 증상들이 나타나기 전 단계의 전구기 증상으로 불안, 초조, 수면변화, 음식섭취변화가 올 수 있습니다. 두통, 피로, 소화불량, 신체통증 같은 증상도 나타날 수 있고, 특이한 일에 관심을 보이기도 합니다. 사람들과 만남이 줄어들고, 의욕이 없어 보일 수도 있습니다. 이러한 증상은 단순한 불면증, 스트레스에 의한 불안증상 또는 가벼운 우울증으로 오인해서 그냥 지나치는 경우가 종종 있습니다. 조현병이 처음 시작되는 20대는 학업적인 성취나 취업, 입대, 결혼 등 외부 스트레스를 크게 받는 연령입니다. 그래서 조현병 전구기 증상이 누구에게나 흔히 있을 수 있는 것으로 생각해서 적절한 시기에 치료를 받지 못하는 경우가 많습니다.

위에서 설명한 대로 조현병은 신체질환이나 다른 정신질환과 잘 구별해야 합니다. 조현병인지 모르고 시간을 보내서 병을 키우거나, 반대로 섣불리 조현병으로 단정지어서도 안됩니다. 정확한 진단을 위해서는 신체검사, 신경학적 검사를 받아야하고, 기본혈액검사, 내분비검사, 뇌파, 뇌 영상 등 검사도 필요합니다. 임상심리검사도 엄밀한 진단을 내리기 위해 도움이 됩니다. 조현병은 6개월 이상 증상이 지속되었을 때 진단이 성립할 수 있기 때문에, 증상이 언제 시작되었는지 어떤 증상이 있었는지 본인이나 주변 사람들의 이야기를 통해 정보를 최대한 수집하는 것도 중요합니다.

무엇보다 중요한 것은 의심스러운 증상이 있을 때, 최대한 빨리 정신건강의학과 전문의에게 자세한 평가를 받는 일입니다.

조현병이란 진단은 어떻게 변해왔나요?

　고대인들도 우리가 아는 정신증상에 대해 비슷하게 파악하고 있었다고 합니다. 한의학에서 정신병을 의미하는 용어로는 전광(癲狂)이 대표적인데, 한대에 완성된 의서 「황제내경 영추 전광편」에는 정서장해와 수면장해, 과대망상, 환청, 환시, 행동장해 등에 대해 상세히 기술되어 있다고 합니다.

　고대 그리스와 로마 의학자들은 우울증, 섬망, 정신병 등을 구분했고 만성적인 경과를 나타내는 정신병에 대해서도 알고 있었습니다. 하지만 조현병이 있었느냐는 질문에는 다양한 주장을 통한 여러 가지 답변이 있습니다. 뇌전증이나 멜랑콜리아 등은 오래 전 문헌에서도 볼 수 있지만, 조현병에 해당하는 기록은 찾을 수 없다가 19세기부터 유럽에서 급격히 늘어납니다. 이를 근거로 조현병은 근대에 생긴 것이고, 특히 바이러스 감염이나 산업화로 인한 것이라는 주장들이 있습니다.

그러나 조현병이 근대 이전에도 있었다고 보는 쪽에서는 기원전 14세기 인도에서부터 1세기 고대 그리스, 로마 및 인도, 중세의 유럽과 이슬람 국가, 17세기 영국, 17-18세기 독일, 멕시코 및 미국 동부 등의 자료에서 그 증거를 찾습니다.

현대 신체질환 중 많은 것들 역시 옛 문헌에는 기록되지 않았고, 과거에는 잘 낫지 않는 만성질환에 대한 관심이 부족했었습니다. 따라서 조현병 환자나 가족이 의학의 도움을 받지 못했고 그래서 스스로에 대한 기록을 남기지도 못했다고 생각할 수도 있습니다.

많은 정신증상이 의학보다는 종교에 속하기도 했습니다. 정신질환이 초자연적 현상 때문에 생긴다고 믿기도 했지만 히포크라테스나 갈레노스 같은 고대 유럽 의학자는 주로 뇌나 체액 불균형 때문에 발병한다고 생각했습니다. 동양에서도 전광의 원인을 태병, 담과 칠정, 심혈부족, 비위허약 등으로 나누고 있습니다.

하지만 중세 유럽에 이르면 정신질환자는 악령에 사로잡힌 것으로 간주되어 종교재판에 회부되기도 했습니다. 그러다가 유럽에서는 17세기 들어 정신질환에 대한 연구가 의학의 관심을 받게 되었고, 18세기부터는 과학적인 정신의학이 자리를 잡아갑니다. 아울러 정신질환자를 위한 시설도 빠르게 확대되었습니다.

옛날에는 동일한 정신증상이나 질환을 말할 때 여러 가지 용어를 섞어 썼고 한 가지 용어도 세월에 따라 뜻이 바뀌었기 때문에, 그 의미를 정확히 파악하기 어렵습니다. 그리고 정신질환 분류체계도 변해 왔습니다.

「황제내경 소문 맥해편」에서 전광에 대해 음이 성할 때에는 창문 닫힌 방에 홀로 거처하려 하고, 양이 성할 때에는 높은 곳에 올라가 노래를 부르고 옷을 벗고 달린다 했는데, 이후 많은 의서에서는 공통적으로 침체되어 있거나 행동증상이 두드러지지 않는 음적인 것을 전증으로, 통제불능의 행동증상을 보이는 양적인 것을 광증으로 분류했다고 합니다. 따라서 전증은 조현병의 음성증상, 우울증 및 인지증상과, 광증은 조현병의 양성증성 또는 양극성장애의 조증과 비슷하다고 할 수 있습니다. 그러므로 조현병 증상들이 우울증이나 조증 등 다른 병명으로 기록되었을 가능성이 있습니다.

현재와 같은 조현병 개념이 성립된 지는 100년이 조금 넘지만 완벽하게 안정되지는 않았습니다. 조현병과 조현병 이외의 다른 정신질환을 명확하게 구분하기는 매우 어렵기 때문입니다. 결국 현대 진단기준에 맞춰 좁은 관점으로 찾느냐 아니면 망상이나 환각, 이해되지 않는 생각이나 언행 등을 포함하는 넓은 관점으로 찾느냐에 따라 조현병과 다른 정신질환의 구분이 달라진다고 생각합니다.

조현병은 언제 어떻게 성립되었을까요?

1672년, 토마스 윌리스라는 영국의사는 자신의 저서에서 현재 치매라고 번역되는 'dementia'를 논하면서 조현병과 비슷한 양상을 기술하였습니다. 'Dementia'는 기원전 50년경부터 '제 정신이 아닌'이란 의미로 쓰였다고 합니다. 프랑스의 필립 피넬은 1800년대 초 발간한 저서에서 dementia의 특징을 현재 조현병과 비슷한 양상으로 설명했습니다. 존 해슬럼이라는 영국 의사는 1810년 '젊은 사람에게 일어나는 정신이상'의 특징적인 발병양상, 증상, 경과와 예후를 기록한 저서를 출간했습니다. 종합하면, 1800년대 초부터는 오늘날의 조현병과 비슷한 질병 개념이 인식되고 있었지만, 독립된 질병으로서 명명되지는 못했습니다.

유럽에서는 18세기부터 경험주의 철학의 영향을 받아 정신질환자 사례를 자세히 관찰하여 기술하는 연구들이 이루어졌습니다. 19세기에 들어서면 각각의 사례로부터 얻어진 세부사항을 엮어 임상양상을 완벽하게 구성하려는 노력들이 이어집니다. 예를 들면 신경매독 환자가 초기에는 우울증, 조증, 정신병 등을 다양하게 보이다가 궁극적으로 진행마비라는 상태가 되는 일련의 경과가 밝혀졌습니다. 한편 1822년 진행마비 환자의 사후부검에서 뇌병변이 발견되면서 정신질환에 대한 생물학적 연구가 활발해졌습니다. 이러한 지식이 쌓여가면서, 증상 전개양상과 기저 질병과정을 구분하고 진단을 할 때한 시점의 증상과 징후에 따라 판단할 것이 아니라 경과와 예후를 포함하여 장기적 진행과정을 봐야한다는 의견이 나왔습니다.

1852년 프랑스의 베네딕트 모렐은 활발하고 머리가 좋던 소년이 침울해지고 말수가 줄며 움츠러들다가 지적 능력이 저하되는 경우를 기술하면서 '조발성 치매'라는 용어를 사용하였습니다. 조발성이라고 번역된 precoce가 '이른 나이에 발병'이 아니라 '빠른 악화'를 의미한다는 주장도 있습니다. 이 용어는 '사춘기에 발병하는 급성 정신병'이란 의미로 1886년 독일 정신의학 교과서에 인용됩니다.

독일의 카를 칼바움은 1863년 발병연령, 질병경과, 추정되는 원인 등에 기초한 현대적인 정신질환 분류 원칙을 제창하였습니다. 또한 '젊은이에게 발생하는 심각한 정신이상'에 파과증이라는 이름을 붙였는데, 이 용어는 이후 보다 심한 형태를 뜻하게 되어 현재의 와해형 조현병을 가리키게 되었습니다. 1871년 칼바움과 함께 일했던 에발트 헤커가 파과증을, 1874년에는 칼바움이 긴장증(카타토니아)을 각각 자세히 기술하였습니다.

독일의 에밀 크레펠린은 1893년 '치매로 귀결되는 과정들'이라는 제목 아래 조발성치매, 긴장증, 망상성 치매를 개념화하였습니다. 1896년에는 조발성치매를 독립된 질병으로 분류하였고, 1899년에는 긴장증, 파과증, 망상성 치매를 이 병의 아형으로 각각 정의했습니다. 그는 이 병이 청소년기에 발병하고 만성 경과를 보인다고 하였다가 말년에는 이런 입장에서 한발 물러서는데 그의 환자 중에는 50세 넘어 진단된 사람도 있고 당시 별다른 치료법이 없었음에도 불구하고 17%는 부분적인 퇴행만을 보였고 8%는 완전 회복되었기 때문입니다.

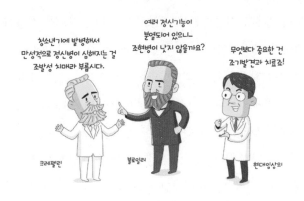

스위스의 오이겐 블로일러는 신경증의 중심에 정신내적인 갈등이 있듯이 이 병의 핵심 병리를 찾을 수 있으리라고 생각했습니다. 즉 연상작용이 느슨해지고, 감정이 둔해지거나 생각의 내용과 맞지 않거나, 자폐증 양상이 나타나는 것을 기본적인 증상으로 꼽았습니다. 그리고 이처럼 통합되어 있어야 할 여러 정신기능이 파편화되는 것을 이 병의 특징이라고 주장하면서, 1908년 '조발성치매' 대신 '분열된 정신'이란 뜻의 'schizophrenia' 라고 부르자고 제안하였습니다. 또한 다른 질환에서도 나타나는 망상이나 환각 등 소위 부수적인 증상이 두드러지지 않는 단순형과 잠재형도 아형으로 추가하여 그 개념을 확장시켰습니다.

현재 조현병 진단기준은 어떻게 만들어졌을까요?

독일의 쿠르트 슈나이더는 1938년 정신건강의학과 의사가 아니라도 조현병을 쉽게 진단내릴 수 있는 실용적인 지침서 제작을 목적으로 진단에 중요한 1급 증상과 그보다는 중요성이 낮은 2급 증상의 목록을 만들었습니다. 1급 증상은 망상이나 환각 등 정상적인 경험과 쉽게 구분되고 구체적인 것들로 구성되어 간단명료하고 진단의 일치성을 높일 수 있다는 장점이 있습니다. 그러나 1급 증상은 슈나이더 스스로 감별진단에 중요할 뿐이라고 하였고, 후대 연구에서도 조현병에 특징적인 증상은 아니라는 점이 밝혀졌습니다.

1900년대 중반까지 미국에서는 크레펠린보다 블로일러의 관점을 따랐고 조현병을 심리적인 측면에서 이해하려는 학풍이 강해 이 병의 경계가 더욱 확장되었습니다. 이런 분위기 속에서 다양한 형용사가 붙은 조현병들이 출현하여 기분장애나 성격장애 또는 신경증 환자들에게 붙여지기도 했습니다. 한편으로는 1950년대 이후 항정신병약물 사용이 확산되면서 조현병 진단이 더욱 늘어났다고도 합니다.

동시대 유럽에서는 크레펠린 개념이 지지를 받았고 슈나이더 1급 증상에 기초해서 망상과 환각을 기술하였습니다. 1960년대 초반 유럽과 미국 간 진단 차이에 대한 논의가 일기 시작하여, 1965년부터는 영국과 미국 간 비교연구가, 1966년부터는 세계보건기구의 후원을 받은 연구가 실시되었습니다. 그 결과를 토대로 객관적이고 신뢰할만한 진단기준을 제안하는 작업이 시작됩니다. 이를 통해 1970년대 후반부터 조현병은 6개월 이상 장기간 지속되는 비교적 심한 정신병적 장애로 규정되었고, 슈나이더의 1급 증상이 진단기준의 주요증상으로 자리잡게 됩니다.

크레펠린과 블로일러가 양성/음성증상이라는 용어를 사용하지는 않았으나 이들의 개념, 특히 블로일러 기본증상에서는 음성증상이 큰 부분을 차지합니다. 음성증상이 임상적인 면에서뿐만 아니라 원인이나 질병기전에서도 중요하다는 연구결과들이 쌓여가면서, 1980년대 이후 진단기준에서도 그 중요성이 점차 커져 나가게 됩니다. 여기서, 질병기전이라는 말은 병이 발생하고 진행하는 과정을 이론적으로 설명하는 것을 의미합니다.

따라서 앞장에 실린 현재의 조현병 진단기준은 이들 세 사람의 견해, 즉 경과 및 사회·직업적 기능장애에서는 크레펠린의 개념이, 증상에서는 슈나이더의 망상과 환각 등 양성증상, 그리고 블로일러의 음성증상이 종합된 것이라 할 수 있습니다. 다만 시대에 따라 이 세 가지 개념들의 상대적인 중요성이 달라져 왔습니다.

앞으로 조현병 진단기준은 어떻게 변해갈까요?

크레펠린 개념이 보편적으로 받아들여지기까지 20여 년이 걸렸다고 합니다. 이처럼 현재의 진단기준이 성립되기까지는 수많은 연구와 고민, 갈등과 논의가 있었고 지금도 계속되고 있습니다. 의학지식 축적, 인접학문 성취, 새로운 치료제 개발, 시대에 따른 임상적 관심변화 등 여러 요인이 지난 한 세기 동안 이 병의 개념변천에 영향을 미쳤습니다.

오늘날 조현병은 여러 가지 원인 또는 발병기전에 의해 생기는 다양한 질환을 포괄하는 것으로 생각되고 있습니다. 인지신경과학의 발달과 더불어 인지장해의 중요성도 다시금 강조되고 있습니다. 2013년 발간된 「정신장애의 진단 및 통계편람 제5판」 진단기준에는 몇 가지 변화가 있었습니다. 이 병으로 진단하려면 망상, 환각, 와해된 사고 중 한 가지 이상의 증상이 반드시 있어야 하지만 전처럼 슈나이더의 1급 증상이 중시되지 않습니다. '약화된 정신병 증후군'이라는 이름으로 뒤에서 살펴볼 조기 정신병이 추가되어 조기발견과 예방이 강조됩니다.

신체질환이나 약물 등에 의한 질환을 제외하면 정신질환의 진단은 여전히 병력청취와 증상 및 징후 평가를 통해 이루어집니다. 조현병 진단방법은 아직도 한 세기 전으로부터 크게 나아가지 못했습니다. 그래도 이 병에 대한 신경생물학적 그리고 심리학적 이해가 꾸준히 넓어지고 있어 혁신적 진단기법이 개발되거나 그 원인이 밝혀지리라고 기대됩니다. 하지만 그전까지 조현병을 비롯한 정신질환 개념과 분류는 어쩔 수 없이 변해갈 것입니다. 때로는 옆걸음을 때로는 뒷걸음을 치기도 하겠지만 그래도 조금씩 실체에 다가갈 것입니다. 더불어 치료방법이나 환경도 더욱 나아지리라고 기대합니다.

조현병, 마음의 줄을 고르다!

시인 프리드리히 횔덜린(1770-1843)은 독일의 대표적인 시인인 동시에, 조현병 환자로 알려져 있습니다. 시인 김지하는 횔덜린을 기리며 자신의 정감을 다음과 같이 노래합니다.

횔덜린

횔덜린을 읽으며
운다,

'나는 이제 아무것도 아니다,
즐거워서 사는 것도 아니다,'

어둠이 지배하는

시인의 뇌 속에 내리는

내리는 비를 타고

거꾸로 오르며 두 손을 놓고

횔덜린을 읽으며

운다

어둠을 어둠에 맡기고

두 손을 놓고 거꾸로 오르며

내리는 빗줄기를

거꾸로 그리며 두 손을 놓고

횔덜린을 읽으며

운다

'나는 이제 아무것도 아니다,

즐거워서 사는 것도 아니다.'

김지하 시집 「花開」(실천문학사, 2002)에서

사람들은 누구나 남들이 자신을 어떻게 평가하는 지에 대해서 민감합니다. 이는 집단을 이루어 살아가는 인간의 본성이라고도 할 수 있습니다. 언어나 이름은 의사소통을 하며 사회적인 관계를 맺는 데 기본이 되는 수단이며, 사람을 다른 동물과 구별할 수 있게 해주는 가장 핵심적인 기능이기도 합니다. 그 중 이름은 사람이나 사물에 대한 첫 인상을 결정짓는 데 매우 중요한 역할을 합니다.

조현병은 2011년 새로이 만들어진 병명이며, 그 이전에는 잘 아시다시피 정신분열병이라 불렸습니다. 이는 1930년대 일본 학자들가 schizophrenia를 그래도 직역한 것인데, 우리나라에 그대로 전해져 사용되었습니다. Schizophrenia는 그리스어 'schizein (분열)'과 'phren (마음)'의 합성어입니다. 일본에서는 정신분열병이라는 용어가 사회적 편견을 불러일으키고 과학적이지 않다는 이유로 2002년에 통합실조증으로 개명하여 공식용어로 채택하였습니다. 정신분열병이란 글자 그대로 해석하면 마음이 나뉘어지고 찢어져 제대로 기능하지 못하는 병이란 의미로 오독할 수 있습니다. 이는 실제와도 일치하지 않고 과학적이지도 않으며, 듣는 이로 하여금 부정적인 감정을 일으킬 위험성이 있습니다. 병 자체만으로도 충분히 괴로운데 이름 때문에 환자와 가족에게 더 큰 고통이 부가되어 병을 인정하고 치료의 장에 한걸음 더 내딛는 데 병명이 걸림돌로 작용해왔음을 부인할 수 없습니다.

살면서 누구나 크고 작은 난관에 부딪히게 됩니다. 조현병은 인구 100명 중 1명에게는 생길 수 있는 작지 않은 난관이라 할 수 있습니다. 이를 해결하는 가장 중요한 열쇠는 난관에 봉착했다는 사실을 있는 그대로 인정하는 것입니다. 그리고 환자 본인, 가족, 전문가가 하나가 되어 치료, 휴식의 과정을 거쳐 현실 복귀나 재활에 이르는 것입니다.

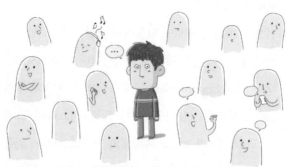

우리들 100명 중 한 명이 조현병으로 고통 받고 있습니다.

조현병으로 병명개정은 이렇게 진행되었답니다.

2007년 '아름다운 동행'이라는 환자와 가족 동호회에서 당시 대한정신분열병학회에 이름을 개정해 줄 것을 공식적으로 요청했습니다. 이에 당시 학회는 사안의 중요성을 깨닫고 정신건강의학과 전문의, 환자 가족, 변호사, 사회사업가 등 다학제전문가들로 병명개정위원회를 구성하였습니다.

2009년 학회가 자문을 요청한 경희대 국문학과 김진영 교수가 조현긴완증이라는 명칭을 제안하였습니다. 여기서 조현은 '현악기의 줄을 고르다'라는 뜻을 가지고 있습니다. 조현긴완증은 청허휴정이 저술한 「선가귀감」에 나오는 다음 구절에서 착안하여 명명한 것입니다.

'부처 제자의 한 사람인 소나는 밤낮으로 정진했으나 깨치지 못하였는데, 부처께서 거문고줄을 고르는 법에 비유하여 정진도 너무 조급히 하면 들떠서 병이 나기 쉽고, 너무 느리면 게을러지게 된다. 그러므로 너무 집착하지도 말고 게으르지도 말며 꾸준히 힘써 닦도록 하라고 하신 말씀을 듣고 깨치게 되었다.'

병명개정위원회는 이를 충분히 검토한 후 제안된 새로운 이름 중에서 조현병이 가장 적절한 용어라고 판단하고, schizophrenia의 새로운 한글 용어로 선정하였습니다. 이것은 신경계 조율이 적절하게 이루어지지 않아 그 기능에 문제가 생긴 질환이라는 설명을 은유적으로 표현한 것으로 과학적이면서도 아주 문학적인 용어라고 할 수 있습니다.

신경계는 신경세포의 접합으로 구성됩니다. 신경계에는 신경세포가 서로 연결된 줄로 구성된 무수한 신경회로가 존재하고, 이들이 모여 신경망을 구성하며 상호작용 하에 그 기능을 수행하게 됩니다. 우리말에 '정신줄을 놓다'라는 표현이 있는데, 이는 무언가에 압도되어 현실감각을 잃어버린 상태를 의미합니다. 우리 선조들이 신경계의 구조와 특성을 그 옛날부터 알았던 것은 아닐까라는 생각이 들 정도로 절묘한 표현

이 아닐 수 없으며, 이는 조현병의 '줄을 고르다'라는 의미와도
통한다고 할 수 있습니다.

새로운 이름 조현병은 뇌영상이나 유전학의 최신지식을
반영하며, 이름으로 인한 편견을 갖지 않게 하는 장점을 가지
고 있습니다.

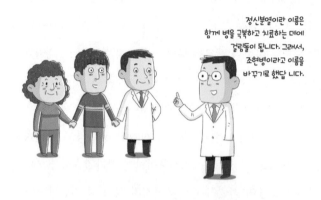

정신분열이란 이름은
함께 병을 극복하고 치료하는 데에
걸림돌이 됩니다. 그래서,
조현병이라고 이름을
바꾸기로 했답니다.

조현병은 결코 간단하지 않고 어려운 정신질환입니다. 그
렇다고 치료나 완치가 불가능한 질환도 이제는 결코 아닙니
다. 미국의 엘린 삭스라는 변호사는 조현병 환자로서 사우스
캘리포니아대학 법학전문대학원에서 교수로 근무하면서 조
현병 환자의 치료와 인권을 위하여 활동하며 세계조현병학회
에서 기조연설을 하는 등 큰 기여를 하고 있습니다. 또한 많은
연구에서 조현병의 치료성과가 향상되었다고 보고하였습니
다.

조현병 치료의 가장 중요한 목표는 사회에 복귀하여 직업을 갖거나 다른 사람들과 어울려 사회적인 활동을 하도록 하는 것입니다. 약물치료, 정신치료, 집단치료, 재활치료 등을 통해 지나치게 늘어지거나 조여진 마음의 줄을 조율하여, 현실 세계와 소통하며 발병 이전의 삶으로 돌아가거나 자신의 병을 받아들이고 살아가게 하는 것입니다. 이를 위해서는 환자, 가족, 의료진을 포함한 우리사회 구성원들의 질병에 대한 인식과 태도의 변화뿐만 아니라 국가 차원의 제도적 뒷받침이 이뤄져야 합니다. 그런 면에서 우리사회는 아직 가야 할 길이 많이 남아있습니다. 조현병으로 병명개정이 이런 목표를 위한 초석이 되었으면 하는 바람을 가져봅니다.

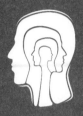

2

왜 생길까요?
무슨 검사를 하나요?

도대체, 조현병은 왜 생기는 건가요?

조현병이 뇌의 병이라고요?

가족의 잘못 때문에 조현병이 발병하는 것은 아닐까요?

뇌 영상검사로 조현병을 진단할 수 있나요?

뇌파검사로도 조현병 특징을 발견할 수 있나요?

인지기능장애가 조현병에서도 나타나나요?

도대체 조현병은 왜 생기는 건가요?

"조현병은 왜 생기는 건가요?" "혹시 유전되지 않나요?" 조현병 환자나 가족이 진료실에서 가장 많이 궁금해하는 질문입니다. 조현병은 어떻게 발병하는 것일까요? 하지만 안타깝게도, 조현병 원인과 유전여부는 아직 의학적으로 명확하게 밝혀지지 않은 부분이 많습니다. 그래서 단순하게 한 가지 모형으로 설명하기란 어렵고, 성급하게 결론을 내리면 오히려 오해와 편견만 불러일으킬 수 있으므로, 환자와 가족의 개별적인 생물학적-심리사회환경적 요인들 간 상호작용과 위험인자를 면밀하게 평가하고, 이를 통합적으로 접근하여 면밀하게 진단을 내려야 올바른 치료로 이어질 수 있습니다. 유전과 환경이 복합적으로 작용하고 이들의 효과를 합한 값이 역치(한계값)를 넘어설 때 정신질환은 발병한다고 알려져 있습니다.

환경적 요인은 출생 이후 가정이나 사회의 심리적, 문화적 환경만을 의미하는 것이 아니며, 그보다 앞서 뇌 발달이 이루어지는 태생기나 출생 초기까지 포함하여야 하며 저산소증, 바이러스감염, 약물중독 등 요인까지 포함하는 포괄적인 개념으로 이해하여야 합니다. 분명한 것은 발병 원인은 다르지만, 조현병은 꾸준한 치료를 통해 증상을 조절할 수 있고 나아가 가정과 사회로 복귀가 가능하다는 사실을 잊지 않아야 합니다.

생물학적 요인이 있답니다.

조현병 발병원인으로 가장 대표적으로 잘못 알려진 오해가 '조현병은 유전된다'는 것입니다. 이를 자칫 오해하면, 환자 부모로 하여금 질병 유전자를 물려줬다는 그릇된 죄책감을 갖게 할 수 있습니다. 혈연관계에 있는 사람들 간에 같은 병이 나타난다고 해서 그것이 모두 유전적 요인 때문이라고 말할 수 없는 이유는 가족이나 친척들은 생물학적 환경이나 심리사회적인 환경도 서로 공유하고 있기 때문입니다. 과학적 증거에 입각한 정확한 사실은 '유전성이 일부 있지만, 유전병은 아니다'는 것입니다. 조현병은 뇌의 생물학적 취약성으로 인해 가족력이 없이도 발병할 수 있고, 가족력이 있더라도 발병하지 않는 경우가 훨씬 많습니다. 조현병 발병원인을 설명하는 데 있어 유전자만으로 충분하지 않는 것이 사실입니다.

조현병 발병에는 출산 전 물리적 충격, 바이러스감염, 면역

결핍, 영양결핍, 신경독소 등 다양한 생물학적 원인이 관여할 가능성이 있습니다. 그 중 가장 널리 알려진 조현병의 생물학적 발병요인 가설은 신경전달물질 중 도파민과 관련된 것입니다. 조현병 원인에 대한 가설 가운데 도파민 과활성화 가설이 가장 유력한데, 실제 조현병 치료제들은 모두 도파민 수용체 차단작용을 나타내고 항정신병효과는 도파민 수용체를 얼마나 강력하게 차단하는지와 상관이 있기 때문입니다 이외에도 세로토닌, 글루타메이트 등 다양한 신경전달물질 체계에 문제가 생길 경우, 즉 뇌의 취약성이 발생할 경우에 조현병이 발병할 가능성이 있습니다. 그렇기에 이러한 신경전달물질과 뇌에 강력하게 작용하는 물질을 오남용할 경우 조현병과 유사한 정신병 증상이 유발될 수 있습니다.

이러한 여러 위험요인들을 종합해서 설명하자면 조현병은 신경발달 과정에서 근본적인 문제가 발생하여 전두엽, 측두엽을 비롯한 뇌의 신경망 이상으로 발생하는 병으로 이해할 수 있습니다.

심리사회환경적 요인도 있지요.

조현병은 신체적·정서적·성적 학대와 따돌림과 같은 소아기 외상경험 등 심리사회환경적 요인으로 인해 발병 가능성이 높아지는 정신질환으로 알려져 있습니다. 주로 외국에서 연구된 통계자료이지만, 시골보다 도시에서 출생하여 자란 사람에서 조현병 발병빈도가 높고 대마흡연과 같은 뇌에 강력하게 작용하는 물질도 조현병 발병위험성과 관련되어 있다고 알려져 있습니다. 이외에도 외국으로 이민하여 생활하는 경우에도 현지인에 비해 조현병 발병률이 높다고 합니다. 과거에는 과학적 근거에 기반한 연구를 할 수 없었던 터라, 조현병을 정신분석학적 관점으로 해석해서 부모의 양육 잘못이 때문이라고 주장하기도 했습니다. '조현병을 유발하는 어머니'라든지, 부모의 이중적 메시지 전달로 이러지도 저러지도 못하는 상태가 조장되는 양육환경이 조현병 원인이라는 '이중구속' 이론도 등장했습니다. 하지만 이런 이론은 과학적 검증도 없었고, 부모 잘못으로 조현병이 발병할 수 있다는 편견만 조장했을 뿐입니다. 조현병은 앞서 설명한 생물학적 취약성과 심리사회환경적 스트레스가 결합되어 발병하는 뇌질환입니다. 환경적 스트레스도 어떤 특정 사건에 기인한다기보다 출생 이후부터 성장기에 이르기까지 경험한 수없이 많은 힘든 사건의 총합이기 때문에 하나의 원인만으로 설명하기 어렵습니다.

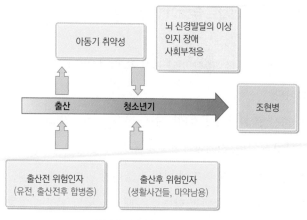

조현병을 유발하는 위험인자들

그렇다면, 유전적 요인은 어떻게 작용할까요?

물론, 조현병 위험인자는 가계 내에 이 병을 앓는 가족이 있는 경우입니다. 쌍둥이 연구와 양자연구에서 조현병이 일부분 유전되는 경향이 있다는 결과를 보고하였습니다. 그러나 가계에 조현병이 있다고 해서 모든 가족이 조현병에 걸리는 것은 아닙니다. 일란성 쌍둥이에서 둘 다 조현병으로 나타나는 확률은 단지 50%이며, 나머지는 환경적 영향으로 발생됩니다. 따라서 조현병을 일으킬 수 있는 여러 유전자들이 존재하지만, 이런 유전자들은 생활의 스트레스, 약물복용, 출산전후합병증 등 환경적인 요인들과 상호작용하며, 그 한계값을 넘게되면 조현병으로 발병하게 되는 것입니다.

환경적 위험인자은 무엇이 있을까요?

환경적 인자는 출산 전과 출산 후 위험인자로 구분할 수 있습니다.

출산 전 환경적 인자에는 출산 전후 산과적 합병증, 태아의 바이러스 감염, 신경발달이상 등을 들 수 있습니다. 특히 산과적 합병증은 25세 이전에 발병한 조현병 환자에게 더 많습니다. 출산 전후의 산과적 합병증은 때로는 뇌의 발달에 영향을 미치는데, 이로 인한 인지능력장애와 사회부적응이 발생하여 결국은 청소년기에 조현병으로 이어질 수 있습니다. 또한 태아의 뇌 발달에 영향을 미칠 수 있는 바이러스 감염이나 태아 영양실조도 조현병의 환경적 위험인자로 작용할 수 있습니다.

출산 후 환경적 위험인자로는 마약남용, 사회적, 심리적 요인 등을 들 수 있습니다. 대부분의 마약들은 남용 시 급성 조현병 증상을 유발할 수 있습니다. 더욱이 대마를 피우는 사람은 피우지 않는 사람보다 조현병에 걸릴 확률이 여섯 배나 높습니다. 또한, 해외에서는 조현병 환자는 마약 남용 가능성이 높으며, 이 경우 예후는 좋지 않다고 다수 보고되었습니다. 심리적인 요인들도 조현병 발병과 재발에 영향을 미칩니다. 생활사의 극심한 스트레스는 발병 위험인자가 됩니다. 고립, 이민 등 사회적 원인들도 조현병 발병에 영향을 미칠 수 있습니다.

조현병이 뇌의 병이라고요?

최근에는 조현병이 대체로 뇌의 병이라고 설명하고 있습니다. 그렇다고 심리환경적 요인의 영향이 미미하다는 것은 아니며 타고난 생물학적 취약성이 발병에 더 큰 영향을 미친다는 것입니다. 즉 타고난 생물학적 취약성이 있는 경우에 환경적 스트레스가 영향을 주어서 조현병이 발병한다는 것입니다.

도파민 조절이상이 문제입니다.

그간 많은 연구에도 불구하고 아직까지 조현병의 생물학적 원인을 명확하게 밝히지는 못했습니다. 하지만 뇌에서 도파민이라는 신경전달물질의 과잉이 망상과 환청 발생에 중요

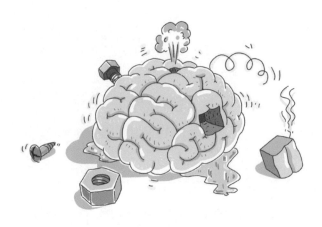

한 역할을 한다는 것은 분명해 보입니다. 그 증거로는 조현병에 쓰이는 대부분 항정신병약물이 뇌에서 도파민 활성을 낮추는 작용을 한다는 점과 뇌에서 도파민이 과도해지면 피해망상과 환청 등 정신병 증상을 야기하거나 조현병 증상이 심해진다는 점이 있습니다.

이러한 사실들을 바탕으로 도파민 과잉상태가 되면 조현병이 발생한다는 '도파민 가설'이 세워졌습니다. 최근에는 연구가 좀 더 진행되면서 조현병 환자 뇌의 부위별로 도파민 활성이 달라진다는 것이 알려지고 있습니다. 환자의 뇌 앞쪽 전두엽은 도파민 활성이 오히려 저하되고, 뇌 안쪽 변연계에는 도파민 활성이 증가된다는 결과들이 보고되고 있습니다. 전두엽에서 도파민 활성이 감소하기 때문에 대인관계 어려움, 의욕저하, 집중력 저하와 같은 이른바 음성증상이 발생하고, 변연계에서는 도파민 활성도 증가 때문에 환청, 망상과 같은 양성증상이 나타난다는 것입니다. 하지만, 도파민 이외에도 뇌속 세로토닌, 노르에피네프린, 글루타메이트 등 다양한 신경전달물질의 불균형도 조현병과 연관이 있다고 알려지고 있습니다.

조현병은 얼마나 유전될까요?

앞서 말했듯이 조현병이 유전병은 아니지만 유전경향이 발병에 영향을 미친다는 것은 익히 알려진 사실입니다. 일반적으로 조현병 발생률은 환자 가족에서 높다고 알려져 있습니다. 조현병 환자의 형제는 8%의 발병률을 보인다고 알려져 있으며, 이는 일반 인구의 유병률 1%에 비해 분명 높습니다. 그리고 환자와 혈연관계가 멀어질수록 그 발병률은 낮아집니다.

조현병 쌍둥이 연구들을 종합하면 일란성 쌍둥이는 약 50% 정도가 둘 다 발병하였고, 이란성 쌍둥이는 15%의 발병률을 보였습니다. 이로부터 유전학자들은 조현병의 유전적 요인을 약 70%로 추정을 합니다.

그럼 유전 이외 환경이 조현병에 미치는 영향은 어떨까요? 유전과 환경의 영향을 분리해서 평가할 수 있는 연구방법이 있는데, 바로 입양연구입니다.

한 입양연구에 따르면 입양 후 조현병이 발병한 환자의 생물학적 가족을 조사하니 21%가 조현병이나 조현병관련질환을 앓고 있었으며, 이는 일반인에 비하여 꽤 높은 수치입니다.

또한 조현병 부모 밑에 태어나서 정상부모에게로 입양된 경우에도 조현병 및 관련 질환이 32%로, 높게 나타났습니다. 하지만 정상부모에서 태어나 조현병 부모에게 길러진 경우는 조현병이 될 위험도가 더 높아지지 않았습니다. 따라서 조현병 원인에 있어 환경적 요인보다는 생물학적 유전이 더 중요하다고 판단할 수 있겠습니다.

그러나 한편으로는 유전자가 100% 일치하는 일란성 쌍둥이의 경우도 한쪽이 조현병인 경우 나머지도 조현병인 경우가 50% 정도에 그치기 때문에 유전이외 성장환경, 개인경험, 교육 등 다른 요인의 영향도 그 못지않게 크다는 것을 알 수 있습니다.

특정 인구군에서 조현병의 발생율

인구군	유병율
일반인	1%
조현병 환자의 형제	8%
한쪽 부모가 조현병을 앓을 때	12%
조현병 환자의 이란성 쌍둥이 형제	12%
양쪽 부모가 조현병을 앓을 때	40%
주현병 환자의 일란성 쌍둥이 형제	47%

조현병 원인유전자는 밝혀졌을까요?

조현병 원인유전자를 밝히려는 연구는 다양한 최신 유전

연구기법에 의하여 시도되고 있으나 아직까지는 원인유전자가 분명하게 밝혀지지 않았습니다. 하지만 몇몇 유전자들이 조현병 발병에 기여한다고 알려져 있습니다. 예를 들어, *DISC1*, *COMT*, *NRG1* 등 유전자가 대표적으로 조현병 발병에 기여하는 것으로 알려져 있습니다. 하지만 이들 유전자가 단독으로 조현병 원인이 되는 것은 아니며, 다양한 유전자들이 함께 발병에 영향을 미치고 사회환경적인 요인 역시 발병에 기여한다고 보고 있습니다.

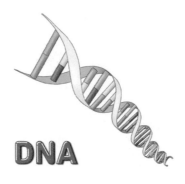

최근에 와서는 조현병이라는 병이 동일한 원인과 병리기전을 갖는 단일한 질환이 아니라는 주장이 제안되었으며, 어느정도 설득력을 얻고 있습니다. 이는 조현병과 비슷하게 일반 인구에서 흔히 발생하는 다른 신체질환들은 전장유전체연합 연구 등 최신 연구기법에 의하여 원인유전자들이 상당부분 밝혀지고 있으나, 조현병을 위시한 정신질환에서는 뚜렷한 원인유전자를 찾지 못했기 때문에 나오는 주장입니다. 그래서 드러난 증상만으로 진단하는 현재방법에서 생물학적 기전이 관여된 진단체계로 바뀌어야만 원인유전자를 규명하는 연구에 성과가 있을 것이라는 주장들도 제기되고 있습니다.

가족의 잘못 때문에 조현병이 발병하는 것은 아닐까요?

우리는 대체로 신체의 병은 신체적 원인이, 마음의 병은 심리적 원인이 있을 것이라고 생각하는 경향이 있습니다. 그러나 마음과 몸이 서로 영향을 준다는 사실들이 밝혀지면서 신체질환 발병에 스트레스 같은 심리적 원인이 중요한 역할을 한다고 생각하게 되었고, 마음의 병이라고만 생각하던 정신질환도 신체적 원인이 관여하며, 일종의 뇌의 질환이라고 생각하게 되었습니다.

아동기 정신질환 중 자폐증의 경우에 한 때는 냉정한 어머니의 태도가 원인으로 지목되어서 그 환우의 어머니를 비난하던 시절도 있었습니다. 그러나 그런 가정이 옳지 않다는 증거들이 속속 나오면서 요즘은 더 이상 어머니의 잘못이라고 생각하지 않습니다. 조현병 경우도 이와 같다고 할 수 있겠습니다. 이제는 더 이상 조현병 발병이 가족의 잘못된 태도 때문이라고 생각하지 않습니다. 그러한 주장들이 하나의 통념처럼 간주되고 있기 때문에 잘못된 통념들에 맞서기 위해서 어떤 주장들이 있었는지 알아볼 필요가 있습니다.

　서양의학사를 보면 이미 히포크라테스 시절부터 관련기록이 남아있는데, 정신질환이 있는 사람은 환청을 듣고 환시를 보기 때문에 당시에는 이런 현상이 악마에 사로잡힌 결과라고 생각했습니다. 그래서 무녀나 제사장들이 악마를 쫓기 위해서 제사나 다양한 종교의식을 거행했습니다. 여러분들이 만약 타임머신을 타고 히포크라테스가 살던 시절로 돌아가서 의사 역할을 하는 제사장이 귀신을 쫓는 모습을 본다면 어떻게 생각하게 될까요? 아마 대부분의 사람들은 헛된 짓을 한다고 생각할 것입니다. 쓸데없는 데 돈을 낭비한다고 생각할 것입니다. 그러나 그 당시 사람들이 할 수 있는 것은 그것이 전부였을 것입니다. 그게 그 시절에는 첨단이었을 것입니다. 과거 첨단은 지금 보면 구식이 됩니다. 그런데 이상하게도 정신질환에 대해서는 첨단 과학지식이 무시되기 일쑤입니다. 아직도 종종 귀신이 씌었다며 굿을 한다고 수백만 원을 낭비하는 경우를 보게 됩니다. 물론 지금 첨단지식도 한계가 있어 명확한 해결책을 내놓지 못하고 있는 것은 사실입니다. 그러나 지금까지 밝혀진 사실들을 믿는 것은 중요한 것입니다. 실상 우리는 밝혀진 것을 믿는 것이 아니라 믿고 싶은 것을 믿는 경우가 더 흔합니다. 이런 현상은 미신에 대한 두려움과 믿음뿐만 아니라

정신질환을 심리적으로 설명하려고 할 때도 나타나는 현상입니다.

조현병에 대한 잘못된 생각들을 알아볼까요!

비교적 최근인 1900년대 중반에는 조현병의 원인을 잘못된 양육태도 때문이라고 생각했습니다. 특히 어머니의 양육태도가 잘못되었기 때문이라고 생각했습니다. 이 가설은 과학적으로 입증되지 않은 주장이지만 오늘날에도 많은 사람들이 이렇게 생각하고 있는 것이 현실입니다. 위에서 미신이 허황된 것이라고 생각하면서도 아직도 이에 매달리는 사람들이 있는 것이 현실이라고 말씀드렸는데, 조현병이 어머니의 잘못이라는 주장 역시 잘못된 원인을 누군가에게 돌리려는 인간의 사고 체계의 특성이 빚어낸 허구적인 주장입니다.

잘못된 양육 태도를 주장하는 가설 중 유명한 것은 다음과 같습니다.

첫째 가설은 '조현병을 일으키는 어머니 이론'입니다. 과거 정신치료를 하는 학자들 중에는 병적인 어머니의 영향으로 조현병 아이가 만들어진다고 생각하는 사람이 있었습니다. 소위 '조현병을 일으키는 어머니'라는 용어는 자신의 아이에게 너무 냉정하거나 무관심하거나 아니면 너무 허용적이거나 맹목적인 경우를 의미하는 것입니다. 이 이론은 결국 많은 어머니들이 죄책감을 느끼게 하고, 그들이 한 것과 하지 않은 것에 책임감을 느끼고 결국 부부가 서로 탓을 하는 상황으로 이어지게 되었으며, 조현병을 앓고 있는 환자와 어머니 사이에 장벽이 생기게 하는 결과를 초래했습니다. 오늘날에도 이 이론에 따라서 부모에게 문제가 있다고 몰아세우는 경우도 간혹 있지만 이것은 분명히 잘못된 이론입니다.

둘째 가설은 이중구속이론입니다. 모순되는 메시지가 조현병을 일으킬 수 있다는 주장은 1950년대 영국 인류학자 그레고리 베이트슨이 주장했습니다. 그는 부모가 아이에게 상호 모순되는 이야기를 하면서 키우는 것이 조현병의 원인에 기여한다고 주장했습니다. 이를테면, 따뜻한 감정을 표현하던 엄마가 다른 때에는 냉정하고 동떨어진 태도를 취하는 것이나, 부모가 각기 서로 다르게 반응하거나, 한 부모는 아이의 같은 행동을 벌하고 다른 부모는 너그럽게 대하는 방식이 조현병의 원인이 된다는 것입니다. 모순되는 메시지를 적절히 통합할 수 없는 아이는 이러지도 저러지도 못하게 되어 불안해지고 갈등이 생겨서 망상을 갖게 된다는 것입니다. 하지만 이 이론은 오늘날까지도 입증되지 못하고 있는 가설수준의 주장입니다.

이처럼 여러 가지 주장들이 제안되고 입증되지 못한 채 사라져 갔음에도 불구하고, 한편에서는 아직도 조현병 발병을 부모 탓으로 돌리는 경우가 있습니다. 조현병 환자 부모나 가족들에게 꼭 당부하고 싶은 말은 혹시 이런 이야기를 듣더라도 잘못된 이야기이므로 상처받지 말라는 것입니다. 그러나

제가 이런 이야기를 하면 부모나 가족이 원인이 아닌데 왜 가족들을 치료에 포함시키느냐고 반문하는 경우가 있습니다. 실제 임상현장에서는 가족들이 치료과정에 적극적으로 참여하는 것이 매우 중요합니다. 가족치료를 통해서 가족들이 조현병 원인, 증상, 치료 등에 대해서 잘 이해할 수 있도록 교육받고 적절한 의사소통이나 대처 방법을 습득할 수 있기 때문입니다.

하지만, 가족 간 잘못된 의사소통은 문제입니다.

우리는 일상에서 알게 모르게 서로에게 상처를 주는 경우가 많습니다. 건강한 사람들에겐 이런 상처가 아무렇지 않게 지나가지만 조현병을 앓고 있는 사람들에게는 큰 상처가 될 수 있습니다. 그래서 조현병 환자의 가족들은 서로에게 상처 주지 않는 의사소통 방법을 배우는 것이 필요합니다. 상처를 주는 감정 표현이 병의 원인은 아니지만 경과에는 영향을 줄 수 있기 때문입니다. 이를테면 우호적인 환경이라면 재발하지 않았을 환자가 적대적인 환경에서는 쉽게 재발할 수 있습니다. 적대적인 환경을 정신의학에서는 '높은 감정표출 환경'이라고 부릅니다. 한 연구에 따르면 높은 감정표출 가족과 사는 조현병 환자의 재발률은 낮은 감정표출 가족과 사는 경우의 그것에 비해 "2-3" 배에 이른다고 합니다. 이런 높은 감정표출에는 세 가지 유형이 있습니다.

첫째는 비난형입니다. "네가 방 정리를 하지 않은 꼴을 보면 짜증이 난다"고 하는 유형입니다. 이렇게 말하는데 좋아할 사람은 아무도 없겠지만 실제 가족들이 이렇게 말하게 되는 경우가 흔합니다.

둘째는 적대형입니다. "그와는 한시도 이야기할 수 없어"라고 말할 때 우리는 그를 적대적으로 대하는 것입니다.

셋째는 과잉관여형입니다. "나는 우리 아이가 좋아하지 않는 사람은 아무도 집에 들여 놓지 않을 거야"라고 말하는 부모의 태도입니다. 흔히 과잉보호라고 부를 수 있는 태도로 일견 환자를 위하는 것 같지만 환자는 속으로 짜증이 나고 정서적 긴장이 높아집니다.

높은 감정표출이 있는 가족은 사실 가족 한 사람 한 사람은 그렇지 않은데 가족끼리 있을 때만 그럴 수도 있습니다. 그런 가족의 특징은 한 사람이 공격을 하면 다른 사람이 바로 되받아쳐서 공격을 하며, 다른 가족들은 그 과정을 중단시킬 수 없다는 것입니다. 그에 비해 낮은 감정표출을 보이는 가족들도 서로 의견 충돌이 있을 수 있지만 오래가지 않고, 다른 가족들이 중단시킬 수 있습니다. 감정표출이 높은 가족과 낮은 가족을 구분하는 가장 중요한 특징은 배구공을 주고받는 것과 같은 일련의 과정이 세 번 이상 있는지 여부입니다. 가족 중 한 사람이 환자에게 부정적인 말을 하고, 그 말을 들은 환자가 다시 부정적인 말을 되받아치고, 처음의 그 가족이 다시 환자에게 부정적인 말을 하는 경우에는 높은 감정 표출이 있는 가족이라고 할 수 있습니다.

조현병 환자의 가족으로 살아가는 것은 사실 쉬운 일은 아니라고 할 수 있습니다. 이해할 수 없는 행동과 말을 들어야 한다는 것, 자신의 호의에 대해서 의심하고 화를 낼 때 당황스러움, 아무리 애정을 갖고 변화를 기다려 주지만 고집스럽게 버티고 있을 때 절망감! 이런 경험들은 가족들에게 상처를 주고 감정표출이 높은 사람이 되도록 만들 수도 있습니다. 그러나 높은 감정 표출은 서로에게 상처가 되고 특히 병의 재발이라는 악순환이 초래할 수 있다는 것을 잘 이해해야 합니다. 이해하면 대처할 수 있습니다.

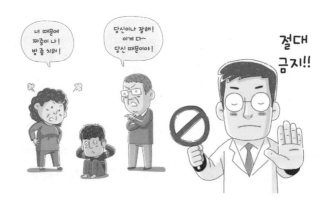

뇌 영상검사로 조현병을 진단할 수 있나요?

최근 수많은 과학적 연구들을 통해 뇌의 구조적 기능적 이상이 정신질환 발병에 기여한다고 밝혀지고 있습니다. 그러한 정신질환 중에서도 가장 대표적인 병이 조현병입니다. 조현병 치료에 약물복용이 필수적인 이유도 결국 조현병이 뇌의 질환이기 때문입니다. 그러므로 뇌영상을 이용해 조현병을 진단하고 그 원인을 규명하는 일은 치료를 위해 매우 중요한 과제입니다. 과거에는 이러한 진단기술이 이론적으로만 가능했는데 이제 첨단 의료기기 덕택에 점차 현실화되고 있습니다.

조현병을 뇌 구조이상을 평가하는 검사로 진단할 수 있을까요?

컴퓨터단층촬영(CT)과 자기공명영상(MRI)

우선 뇌 구조이상을 밝히기 위해 가장 많이 사용되는 진단법으로 CT와 MRI 가 있습니다. CT는 1970년대 이후로 널리 사용되어온 단층촬영 기기로 뇌의 구조적 병변을 진단하기에 적합합니다. 조현병 환자들을 CT로 촬영하여 뇌 구조 이상 유무를 판정하게 되면, 거의 대부분 정상 소견을 나타냅니다. 하지만 환자들의 CT결과를 보면 대체로 측뇌실의 크기가 약간 증가된 경향을 나타내는데, 이는 측뇌실을 둘러싼 뇌 실질 조직의 위축이 그 원인인 것으로 추정되고 있습니다. 1990년대 이후에는 MRI가 뇌질환의 진단에 많이 이용되고 있는데, CT보다 뇌를 훨씬 선명하게 관찰하여 미세한 병변까지 찾아낼 수 있기 때문입니다. 이에 따라 조현병 원인규명 및 진단법 개발을 위해 수많은 MRI 연구가 진행되어 왔습니다. 이러한 연구를 통해 조현병의 뇌 구조 이상이 단지 측뇌실 크기 증가에 그치지 않고, 정신기능에 영향을 미치는 여러 가지 뇌 영역들의 위축된 소견이 조현병 발병과 관련이 있음이 밝혀졌습니다.

이처럼 이상이 있다고 발표된 뇌 영역 중에서 가장 대표적인 것으로는 인간의 이성을 담당하는 전두엽, 언어 이해를 담당하는 베르니케영역, 기억을 담당하는 해마 등이 있습니다.

이러한 소견이 나타나는 이유는 신경세포 감소나 신경세포 사이 연결인 시냅스 감소가 주원인인데, 이는 신경발달 이상으로 인한 결과로 나타납니다. 즉, 생후 성장기에는 정상적인 뇌 발달을 보이다가 일정한 나이에 도달 하면 신경발달에 이상이 나타나면서 뇌 영역들이 위축이 되고, 조현병 증상도 출현하게 됩니다. 이 때문에 조현병은 주로 사춘기나 청년기 초기에 발병합니다.

조현병을 뇌 기능이상을 평가하는 검사로 진단할 수 있을까요?

양전자단층촬영(PET)과 기능적자기공명영상(fMRI)

많은 연구들을 통해 조현병은 뇌의 구조뿐만 아니라 기능에도 이상이 있는 것으로 밝혀졌습니다. 뇌 기능을 진단하는 검사로 가장 대표적인 촬영법은 PET 입니다. 단순 휴식 상태에서 PET로 조현병 환자들의 뇌를 촬영하게 되면, 전두엽 혈류 혹은 대사량이 감소된 소견을 나타냅니다. 또한 전두엽 기능검사를 시행하면서 PET를 촬영하게 되면, 조현병 환자들은 정상인에 비해 전두엽 기능을 제대로 활용하지 못하는 결과를 나타냅니다.

PET의 또 다른 활용성은 신경전달물질 수용체 농도를 영상화할 수 있다는 점입니다. 조현병 증상이 도파민이라는 신경전달물질의 과다와 관련된다는 점은 아주 잘 알려진 사실인데, 그 근거는 치료약물 효과가 주로 도파민을 억제함으로써 나타난다는 점에 있습니다. 최근에 새로 개발되어 조현병 치료에 이용되는 약물은 도파민뿐만 아니라 세로토닌에도 작용을 합니다. PET를 이용하면 이 도파민과 세로토닌의 뇌 수용체를 영상화할 수 있습니다. 이 검사법을 통해 조현병 환자들은 뇌 중심부 도파민 수용체의 증가 혹은 전두엽과 측두엽의 도파민 및 세로토닌 수용체 감소와 같은 소견이 나온다는 것이 입증되었습니다. 이러한 신경전달물질 수용체 변화가 변연계 및 뇌 중심 구조에서 도파민 분비 증가로 이어져 환청과 망상 같은 양성증상이 발현하고, 대뇌 피질에서 도파민 감소로 무쾌감증과 의욕저하 같은 음성증상이 생기며, 도파민과 세로토닌 회로의 불균형을 조화롭게 회복하는 것이 조현병 치료에 매우 중요하다는 사실 또한 PET를 통해 알게 되었습니다.

최근에는 MRI를 이용해서도 PET와 비슷하게 혈류량을 측정하여 뇌기능을 평가할 수 있게 되었는데, 이러한 기술을 기능적 MRI(fMRI)라고 합니다. fMRI를 이용한 수많은 연구들을 통해 조현병 환자들은 기억, 주의, 언어, 판단, 감정조절 등 정신기능을 수행하는 동안 전두엽과 측두엽, 그리고 뇌 중심부 영역들의 기능을 제대로 활용하지 못하는 것으로 나타났습니다.

반대로 뇌 일부 영역을 과도하게 사용하는 현상도 공존하는데, 대표적인 것이 증상 관련 기능 항진입니다. 예를 들어, 환청은 조현병에서 가장 흔한 양성증상 중 하나인데, 환청을 듣는 동안 뇌 변연계 부위와 청각 피질의 기능항진 현상이 나타납니다. 이처럼 많은 뇌 영역들의 기능저하와 기능항진이 일어나는 이유는 조현병이 신경망 이상의 결과이기 때문입니다. 뇌는 수많은 영역으로 구성되어 있고, 이들은 서로 복잡하게 연결되어 신경망을 이루고 있습니다. 조현병의 핵심병리가 바로 이 신경망과 관련이 있기에 어느 특정영역의 문제로 나타나지 않고, 뇌 전반에 산재되어 나타납니다. 도파민과 세로토닌 신경망도 조현병에서 이상을 일으키는 여러 복잡한 신경망의 일부입니다. 조현병이라는 이름이 시사하는 것은 바로 이 신경망의 이상입니다. 조현병에서는 뇌 신경망이 어딘가는 너무 항진되어 있고, 어딘가는 너무 이완되어 있어 조화롭지 못한 상태라고 할 수 있습니다. 조현병 약물치료는 이러한 신경망 부조화를 조화롭게 회복하는 데 도움을 줍니다. 실제로 fMRI를 이용해보면 증상이 심할 때 뇌기능 회로에 발견되던 이상소견이 약물치료로 증상이 회복된 후에는 전혀 나타나지 않음을 알 수 있습니다.

요약해서 말씀드리면,

지금까지 CT, MRI, PET, fMRI 등을 이용한 뇌 영상 검사를 통해 조현병 원인과 특성을 어떻게 이해할 수 있는지에 대해 살펴 보았습니다. 그렇다면 현재 조현병 진단을 위해 이러한 검사를 하면 실제로 도움이 될까요? 결론을 간략하게 말씀드리면, 그렇지는 않다고 할 수 있습니다. 위에서 설명한 뇌 영상 검사에서 이상소견은 워낙 미세하고 개인차가 심하여, 개인을 따로 놓고 보면 이상이 있다고 보기 어렵습니다. 즉 환자 집단과 정상집단을 비교하여 통계적으로 차이가 있다는 것이지, 모든 환자들이 공통적인 이상소견을 나타낸다는 것은 아니라는 것입니다. 그래서 환자들을 따로 검사하여 이상판정을 내리기가 아직은 어려우므로, 현재 조현병 진단을 위해 이러한 검사는 보조적으로 활용되고 있습니다. 다만 뇌종양이나 기형 혹은 다른 기질적 원인에 의해 조현병과 비슷한 증상이 나타났을 가능성이 의심되는 경우, 원인규명 차원에서 이러한 뇌영상 검사를 하기도 합니다. 따라서 실제임상에서 조현병 진단에 뇌 영상 검사는 다른 원인을 배제하기 위한 진단목적 아래 선별적으로 사용되고 있습니다. 비록 현재는 그렇지만, 앞에서 설명했듯이 아주 많은 뇌 영상연구가 이루어지고 있으므로 향후 수십 년 내에는 뇌 영상검사가 조현병 진단을 위해 필수적인 시대가 도래할 것으로 예상되며, 이 시기가 되면 조현병에 대한 치료효과도 현재보다 훨씬 높아질 것으로 기대합니다.

뇌파검사로도 조현병 특징을 발견할 수 있나요?

조현병 원인을 알고 이해하기 위한 방법 중 하나로 뇌파 등을 이용한 접근방법이 점차 중요하게 여겨지고 있습니다. 조현병 환자에게 뇌영상 촬영, 즉 뇌구조를 보기 위한 CT나 MRI를 시행하면 특징적 이상소견을 발견하기가 어렵지만, 뇌파(EEG)나 뇌자도(MEG) 등 기능검사를 시행하면 조현병 환자만의 특징적 이상소견을 발견할 수 있습니다. 이를 생물학적 표지자라고 합니다. 지금은 이러한 지표들을 진료 중 진단과 치료를 위해 사용하지는 않으며 진단과 치료에 이용하기 위해서는 연구가 더 필요하고, 관련된 연구는 전세계적으로 활발히 진행되고 있습니다. 이 장에서는 조현병에서 흔히 발견되는 신경생리학, 즉 뇌파 영역에서의 생물학적 표지자를 살펴보고자 합니다.

'사건유발전위(P300)'라는 것이 있답니다.

실험에 참가 중인 사람이 소리나 빛 등 강한 감각자극을 받고 300 ms (ms, 1/1,000 초) 정도에서 나타나는 위로 볼록하게 나타나는 양성파형을 P300이라고 합니다. P300은 다양한 분야에서 많은 연구들이 이루어졌으며, 뇌에 들어온 감각자극에 의해 나타나는 정신활동을 반영하는 뇌 활동지표라고 알려져 있습니다. Oddball 실험은 동일한 감각자극이 지속적으로 있다가, 가끔 독특하고 새로운 감각자극이 나타나는 실험 조건을 말합니다. 독특하고 새로운 감각자극이 주어질 때, 뇌파 측정 시에 나타나는 가장 크고 높은 가장 큰 양성파(최대 진폭)가 P300입니다. P300은 주의집중과 인지수행능력을 보여주며, 특히 P300의 크기는 작업기억, 즉 뇌 기능이 얼마나 원활히 잘 작동하느냐를 나타내는 지표로 사용할 수 있습니다.

감소된 P300의 크기는 조현병에서 가장 많이 보고되는 생물학적 표지자이며, 주로 환자의 인지기능과 관련이 있다고 알려져 있습니다. 또한 P300 진폭은 양성증상, 음성증상, 퇴행증상의 정도와 반비례 한다는 연구가 있습니다. 즉 조현병 환자의 증상이 심하면 심할수록 P300 크기가 감소합니다. 또한 P300 잠복기는 자극 평가 및 처리에 걸리는 시간을 반영합니다. P300 잠복기를 정보처리에 소요되는 시간을 가리키는 인지기능의 척도로 보며, 건강한 성인에서 P300 잠복기가 1년마다 1-2 ms 정도 연장되는 경향을 보이며 점진적인 신경노화

과정을 반영합니다.

조현병에서 P300 잠복기 증가는 건강한 성인보다 정도가 더 크게 나타납니다. 그리고 항정신병 약물의 효과와 상관없이 증상이 심할수록 P300 잠복기는 증가하게 됩니다. 그러므로 P300 크기와 잠복기를 측정하면 조현병 환자의 현재 증상 심각도와 병적증상 호전 이후 인지기능 수준을 예측할 수 있을 것으로 기대합니다.

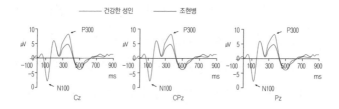

사건유발전위(P300)
조현병 환자와 건강한 성인의 비교

'불일치자극에 대한 음성파형(MMN)'이라는 것도 있지요.

청각 불일치자극에 대한 음성파형(MMN) 반응은 불규칙적 소리(비정상자극)가 규칙적 소리(표준자극)와 다름을 알아차릴 때, 이러한 자극변화를 알아내고 처리하는 과정에서 나타나는 뇌파반응입니다. 표준자극 크기에서 비정상자극 크기를 빼서 계산된 아래로 볼록한 음성파형을 MMN이라고 합니다. MMN은 청각뿐만 아니라 시각, 촉각 등 감각영역 전반에 걸쳐 나타나는 서로 다른 감각자극을 구별하고 처리하는 과정을 반영합니다.

MMN은 수면 중인 신생아, 뇌졸중 환자, 혼수상태, 지속적인 식물인간 상태인 환자에서도 분명하게 나타납니다. 또한 각각의 질병 상태와 나이에 따라 비교적 객관적으로 평가될 수 있기 때문에 조현병, 난독증, 뇌졸중, 특정 언어손상, 다발성 경화증, 루게릭병, 간질, 자폐증 등 질병의 평가에 유용하게 사용됩니다.

연구결과 조현병 환자는 소리 높낮이나 지속시간, 강도 등 다양한 자극에 대하여 일관되게 감소한 MMN을 보입니다. 뿐만 아니라 양극성장애, 주요우울장애, 강박장애에서도 감소한 MMN이 관찰됩니다. 특히 초기 조현병 환자는 정상적인 MMN을 보이지만 만성환자는 점진적으로 악화되는 MMN 손상을 나타냅니다. 만성 조현병 환자의 MMN 손상은 항정신병약물에 반응을 보이지 않습니다. 이러한 현상은 조현병 진행과정에서 점차 측두엽 부피가 감소하면서 MMN 손상이 심해지는 것으로 추정됩니다.

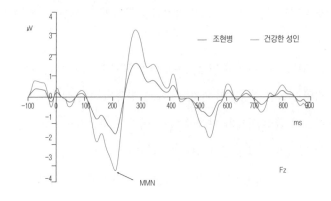

불일치자극에 대한 음성파형(MMN)
조현병 환자와 건강한 성인의 비교

'소리크기에 따른 청각유발전위(LDAEP)'라는 것도 있고요.

소리크기에 따른 청각유발전위(LDAEP)는 뇌파를 측정하여 뇌의 세로토닌 활성도를 추정할 수 있는 방법으로 최근에 많은 연구가 진행되고 있습니다. LDAEP는 보통 다섯 가지 강도의 청각 자극(예: 55, 65, 75, 85, 95 dB)과 같이 서로 다른 크기의 소리변화에 의한 뇌파 크기값의 차이를 통계적으로 계산한 것입니다. 100 ms에서 음성파형와 200 ms에서 양성파형의 진폭 차이값들을 선형회귀라는 통계방법을 이용하여 구한 기울기입니다. 소리크기가 작으면 작은 크기의 뇌파가 나타나고 소리크기가 크면 큰 크기의 뇌파가 나타나게 되는 것이 정상입니다. 하지만 소리에 따른 뇌파의 크기변화가 일정기준

범위 이상으로 크거나 작은 경우는 청각자극에 대한 반응이
비정상적이라고 볼 수 있습니다. LDAEP는 주로 측두엽에 위
치한 일차청각영역에서 발생하며, 높은 LDAEP 값은 낮은 세
로토닌 활성도를 나타내며, 낮은 LDAEP 값은 높은 세로토닌
활성도 나타냅니다.

　　많은 연구에서 조현병 환자들은 LDAEP가 낮다고 보고합
니다. 특히 건강한 성인과 비교했을 때 발병 전, 발병 초기, 그
리고 만성 조현병 환자들 모두에서 낮은 LDAEP가 나타났습
니다. 환각제를 복용하면 전반적으로 세로토닌 수용체가 자극
되어 정신병이 발현되는 것처럼, 낮은 LDAEP는 조현병의 세
로토닌 기능 이상을 말해줍니다. 조현병 환자의 사후 부검결
과 중추신경계에서 대뇌피질의 세로토닌 수용체 밀도변화가
관찰되었습니다.

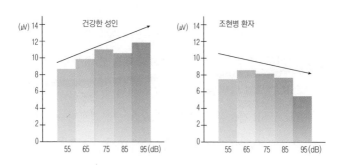

소리크기에 따른 청각유발전위(LDAEP)
조현병 환자와 건강한 성인의 비교

'40 Hz 청각정상반응(ASSR)'라는 것도 있습니다.

청각 정상상태반응(ASSR)이란 특정 주파수의 클릭음을 빠른 속도로 들려줄 때 소리와 뇌파의 파형주기, 즉 주파수가 같아지고 동기화되는 현상을 말합니다. 건강한 성인의 ASSR이 특히 감마파에 해당하는 40 Hz에서 공명하는 주파수를 가지고 있다는 연구에 따라 이 주파수를 이용하여 ASSR을 측정합니다. ASSR은 뇌간, 시상피질 간 연결신경, 청각피질 신경세포 활성도를 반영합니다.

조현병 환자들에서 40 Hz ASSR 감소는 지속적으로 보고됩니다. 40 Hz ASSR의 감소는 조현병 환자의 좌측 뇌에서 더욱 두드러지며, 건강한 성인과의 비교에서도 뚜렷하게 감소합니다. 이러한 40 Hz ASSR는 조현병 환자의 환청, 망상 등 양성증상이 심해질수록 감소하는 경향을 보입니다. 40 Hz 감소는 대부분 만성 조현병 환자에서 관찰되며, 초기 조현병 환자뿐만 아니라 부모나 자녀 등 가까운 가족에서도 자주 관찰됩니다. 이러한 결과는 조현병의 유전적 위험성이 높을 경우 40 Hz ASSR 감소가 나타날 수 있음을 시사합니다.

40Hz ASSR 감소는 소리가 들어오는 신경경로나 청각피질에서 감마 주파수의 신경성 진동발생에 이상이 있을 가능성을 말합니다. 이러한 이상은 대뇌피질 회로 내 GABA 억제조절기능 변화로 인한 것으로 생각됩니다. GABA 억제신경세포들은 뇌 회로에서 감마동기화 생성에 중요한 역할을 하며, 또한

조현병을 포함한 여러 정신질환에서 중요한 역할을 합니다.

마지막으로, '전자극 억제(PPI)'라는 것도 말씀드리겠습니다.

놀람반사는 갑작스럽고 강력한 감각 자극이 발생했을 때 그에 대한 반응으로 골격근이나 얼굴근육의 자동적 혹은 반사적 수축이 일어나는 것을 말합니다. 전자극 억제(PPI)는 놀람을 일으키는 강한 감각자극에 앞서 나타나는 약한 감각자극이 놀람자극의 근육수축을 억제 또는 조절하는 현상을 말합니다. PPI는 사람부터 쥐 등 설치류까지 모든 포유류에 관찰됩니다. PPI는 대뇌-기저핵-시상 등 대뇌와 뇌 깊은 곳을 연결하는 회로에 의해 조율된다는 것이 밝혀졌는데, 이 부위는 조현병 병리와도 밀접한 연관이 있습니다.

PPI 감소는 조현병 환자뿐만 아니라 가까운 가족들까지 포함하는 '조현병 스펙트럼'에서 매우 일관되게 나타납니다. 또한 이런 결함은 정신질환 심각도와 연관되며 비정형 항정신병 약물 치료 후에 정상화되는 결과를 보입니다. 그러므로 PPI 감소와 회복은 항정신병약물 치료효과를 예측하는데 매우 중요한 지표로 사용되고 있습니다.

PPI는 사람과 동물연구에서 강한 유전적인 경향이 관찰되며, 유력한 생물학적 표지자로 연구되고 있습니다. PPI는 약물학적, 해부학적, 유전적 연구들을 통해 조현병 병태생리와 치료를 이해하기 위한 중요한 지표입니다.

요약해서 말씀드리면,

뇌파는 간편하고 비교적 저렴하게 조현병 환자의 신경생리학적 특징을 파악할 수 있는 방법입니다. 특히 P300 잠재기 증가와 진폭감소, MMN 진폭감소, 약한 LDAEP, 40Hz ASSR 동기화와 공명 감소, 그리고 PPI 감소 등은 조현병 환자와 건강한 성인 간에 차이가 일관되게 보고됩니다.

하지만 뇌파는 성별, 연령, 학력, 음주, 흡연, 감각민감도, 측정환경 등 많은 요인에 의해 달라질 수 있기 때문에, 이런 요인들을 고려한 검사가 엄밀하게 진행되어야 보다 정확한 결과를 얻을 수 있습니다. 이러한 제한점에도 불구하고, 뇌파를 이용한 신경생리학 측정방법은 조현병 진단을 위한 중요한 생물학적 표지자로 활용될 수 있을 것으로 기대합니다.

인지기능장애가 조현병에서도
나타나나요?

신경심리학은 인간의 정신과정과 뇌의 기능 사이에 관련성을 입증하는 학문입니다. 정신과정에는 인지과정이 매우 중요하기 때문에 심리학적 검사를 수행할 때에는 항상 여러 인지기능에 의존하는 것으로 알려져 있습니다. 따라서 앞으로 말씀드릴 내용은 신경심리, 그 중에서 인지기능에 대한 주제를 주로 다룰까 합니다. 여기서 인지란 복잡한 작업을 정확히 파악하고 수행하는 능력을 뜻합니다. 인지기능은 뇌의 한군데가 아닌 다양한 부위로부터 영향을 받는다고 알려져 있습니다.

조현병을 이해하는데 신경심리학이 왜 중요할까요?

조현병 원인을 설명하는 데에는 여러 가지 가설들이 있습니다. 그 중 가장 기본적 가정으로 뇌에 어떤 병변이 있을 것이라는 추정이 오래 전부터 있었고, 1970년대 이후 뇌 영상검사가 비약적으로 발전하면서 전두엽 등에 장애가 있다는 결과가 발표되고 있습니다. 또한 뇌파나 사건유발전위와 같은 뇌에서 발생하는 미세한 전기를 측정하여 분석하는 소위 신경생리학 검사의 발전으로 조현병 환자의 뇌 기능에 이상이 있다고 많이 보고되고 있습니다. 그러나 뇌의 같은 부위에 병변이 있다 하더라도 결과적으로 조현병 증상은 매우 다양하게 표현되는데, 그 이유는 신경심리학적 과정을 거치면서 다양한 증상으로 설명되고 있습니다. 따라서 신경심리학 이상을 이해하는 것은 뇌 이상과 정신증상 및 임상소견 간 관계를 이해하는 데 중요한 연결고리가 될 수 있습니다.

일부 학자들은 조현병에서 보이는 인지기능 장애가 이 병의 핵심증상이고, 양성증상이나 음성증상은 인지기능 이상으로 나타나는 부수현상으로 간주하기로 합니다. 최근에 항정신병약물 치료효과를 판정하는 기준으로 증상뿐만 아니라 인지기능 장애도 사용되고 있습니다. 그럼 조현병에서 신경심리학, 그 중에서도 인지기능 장애에 대해 좀 더 알아보기로 하겠습니다.

조현병에서 인지기능장애는 어떻게 나타날까요?

주의력

조현병 인지기능에 대한 연구 중에 주의력 분야가 가장 많이 연구되고 있습니다. 주의력은 각성상태를 유지하는 기능, 중요자극에 대해 지향하는 기능, 유용한 자극을 선택하는 기능, 한 자극에서 다른 자극으로 주의를 바꾸는 기능 등을 담당하고 있습니다. 정도 차이는 있지만, 조현병 환자는 위 모든 주의기능이 장애를 보이는 것으로 알려져 있습니다.

연속수행과제는 인지기능을 평가하기 위해 가장 널리 사용하고 있는 검사도구인데, 환자에게 짧은 간격을 두고 순간적으로 비춰주는 문자열이나 숫자열을 보게 하면서 미리 정해진 자극이 무작위적으로 나타날 때 버튼을 누르게 하는 것입니다. 이외에도 반응시간측정 등 평가 방법이 있습니다. 특히 조현병 환자는 연속수행과제를 수행할 때 경계상태와 주의력을 유지하는 데 어려움이 있다고 알려져 있습니다.

기억

기억에는 삽화기억, 의미기억, 작동기억, 절차기억 등 여러 종류가 있습니다. 삽화기억은 어제 일어났던 일들을 기억하는 것, 의미기억은 우리가 사용 하는 여러 단어들의 의미를 기억하는 것, 작동기억은 지금 현재 몇 초간 기억하는 것, 절차기억은 운전하는 방법, 요리하는 방법 등을 기억하는 것을 말합니다. 그리고 기억은 등록, 보유, 회상의 과정을 통해 진행됩니다.

조현병 환자에서 여러 신경심리학 검사의 결과를 보면 이야기 줄거리, 숫자나 기하학적 도형을 회상하는 능력의 장애가 있고, 언어적, 시각적 과제습득에 장애가 있다고 합니다. 또한 난이도가 높은 과제에서 심한 기억력 장애를 드러내고 회상에 더욱 장애가 있다고 알려져 있습니다. 반면 절차기억과 의미기억에서는 대체로 정상적이라고 합니다. 이러한 장애들은 전반적인 지능 수준에 비해 좀 더 심한 장애가 있다고 합니다.

실행기능

조현병 환자는 추상적 사고력의 문제가 있고, 계획을 세우고 이를 실행하는 것과 잘못된 계획을 교정하는 데 장애를 보입니다. 이 기능을 실행기능이라고 합니다. 위스콘신카드분류검사가 실행기능의 대표적 검사도구인데, 문제해결 능력과 필요에 따라 바꾸는 능력을 평가하는 데 중요한 역할을 합니다. 검사 방법은 색체, 모양, 숫자 등 기준에 의하여 카드를 정렬하다가 아무런 경고 없이 정렬 기준을 바꾸게 되는데, 환자는 자신의 반응 경향을 새 기준에 따라 바꿔야 한다는 것을 인지해야 합니다. 또 다른 검사는 스트룹검사로 역시 반응경향 변화를 검사하는 것입니다. 조현병 환자에는 이러한 검사에서 이상이 있다고 보고되고 있습니다.

조현병 증상이 치료되면 인지기능도 호전될까요?

많은 연구자들은 인지기능 장애는 조현병 증상이 출현하

기 전부터 나타나고, 증상이 사라진 후에도 남게 된다고 믿고 있습니다. 어떤 신경심리학 검사에서는 조현병에만 나타나는 특이한 형태의 장애를 보인다고 합니다. 조현병과 감별이 필요한 양극성 장애 및 우울증 환자들에서는 이러한 인지기능의 장애가 관찰되지 않거나 있다 하더라도 증상이 좋아지면 같이 좋아진다 합니다. 이러한 조건을 충족시키면 조현병의 생물학적 표지자가 될 수 있는데, 장애가 나타나는 기능영역은 실행기능, 주의력 결핍 등을 들 수 있습니다. 이러한 영역의 기능장애는 조현병에 걸리지 않는 가족들에게도 나타나는 경향이 있다 합니다.

앞으로 기대되는 것은 뭘까요?

자극관문이라는 주의력 기능에 대한 예를 들면서 말씀 드릴까 합니다. 자극관문이란 외부 자극이 들어오면 정상인은 필요없거나 적절치 않는 자극은 받아들이지 아니하고 적절한 자극만 취하는 것을 말하는데, 인지기능 중 주의력에 해당됩니다. 조현병 환자는 외부 자극이 들어왔을 때 그 자극 전체를, 심지어는 그보다 더 과장된 자극으로 받아들여 현재 정황을 유지하는 능력을 파괴시켜서 주의산만이나 지남력 장애를 일으키게 됩니다. 따라서 정보처리를 올바르게 하지 못하고 기억을 변형해서 형성시켜 환자들은 기억이 왜곡되어 망상과 같은 증상을 일으킬 수 있다고 추측하고 있습니다. 이 자극관문은 사건유발전위를 통해 객관적으로 측정이 가능합니다.

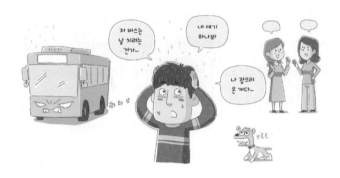

　자극관문을 담당하는 뇌 부위는 해마체로 알려져 있고, 관련된 신경전달물질은 아세틸콜린이라고 알려져 있습니다. 여기에 장애가 있으면 일차적으로 단기기억에 영향을 주고, 해마체에서 아주 미미한 병변만 있어도 기억기능이 완전히 파괴되어 장기기억도 손상되고 만다고 합니다. 실제로 전해마체 크기가 조현병 환자와 그 쌍생아 형제의 경우에 더 작다고 알려져 있습니다. 자극관문 이상을 공유한 형제 간에서도 유사한 소견을 보이는데, 조현병을 가진 형제는 그렇지 않는 형제보다 더 작은 전해마체를 가지고 있습니다.

　임상적으로 조현병 환자가 치료되어 그 증상이 없어지더라도 자극관문 이상은 지속적으로 나타난다고 합니다. 이러한 점이 양극성장애에서는 나타나지 않습니다. 현재 조현병 치료는 대부분 도파민과 세로토닌 수용체에 집중되어 있습니다. 그러나 자극관문 이상은 적어도 도파민과는 독립적인 기전을 가지고 있는 것 같습니다.

위에서 말한 예를 토대로, 조현병 병태생리에 신경심리학 연구가 끼칠 영향을 추정하면 다음과 같습니다.

첫째, 조현병에서 뇌 이상과 증상과의 관계가 어떻게 연결되는지에 대한 해답을 기대할 수 있을 것입니다.

둘째, 신경인지기능 이상이 조현병에서만 나타나는 특이적 소견이고, 증상과 관계없이 질병이 시작하기 이전부터 존재하는 생물학적 표지자가 될 수 있을 것인지에 대한 전망을 기대해 봅니다.

셋째, 조현병 약물치료에서 도파민과 세로토닌과 관련된 약물 이외의 새로운 신경전달물질과 관계된 것을 밝혀낼 수 있다면, 새로운 정신약물학적 치료접근을 제공하는 데 역할을 할 것으로 기대합니다.

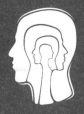

3

어떻게 예방하고
치료하나요?

조기 정신증에 대해 알려주세요.

조현병을 예방할 수 있나요?

정신건강의학과 입원이나 외래치료에 대해 알려주세요.

조현병 약물치료에 대해 알려주세요.

약물치료 부작용은 어떤 것이 있나요?

인지행동치료는 조현병에서 어떻게 하나요?

재활치료는 조현병에서 어떻게 하나요?

조기 정신증에 대해 알려주세요.

조기 정신증이란 정신병에 대한 고위험자와 초발 정신병 상태를 가리킵니다. 정신병 고위험자란 아직 확실히 진단을 내릴 수는 없으나 여러 징후와 증상들을 볼 때 정신병으로 진행할 가능성이 있는 경우를 말하며, 초발 정신병은 정신병적 상태를 보이기는 하나 현재로서는 명확한 진단을 내릴 수 없는 경우로서 비정동정신병과 정동정신병을 모두 포함한 개념입니다. 정신병 초기상태는 부모입장에서는 일시적 사춘기현상, 공부나 취업에 대한 스트레스 반응, 가벼운 우울증상 정도로 비쳐질 수 있기 때문에 치료시기를 놓치는 경우가 많은데, 치료 지연은 곧 불량한 예후로 이어지기 때문에 정신병 조기 발견과 치료가 매우 중요합니다.

조기 정신증은 어떻게 발견할 수 있을까요?

조기발견을 위해서는 초기상태에 대한 정확한 평가가 무엇보다 중요합니다.

정신병 고위험자가 보이는 초기징후 및 증상은 무엇이 있을까요? 대표적인 것으로는 주의집중이 안되고 멍하거나 혼란스러워지며, 주변의 일들이 모두 자신과 관련된 느낌이 들고, 사소한 말들을 쉽게 넘길 수가 없고, 주변소음이나 소리에도 몹시 예민해지고, 자신의 생각이나 다른 사람의 말이 메아리처럼 들리는 현상 등이 있습니다. 실제 예를 들면 다음과 같습니다.

- 10대 후반 중학생 T군은 전날 수업시간에 졸다가 잠꼬대를 하는 바람에 선생님께 혼도 나고 친구들에게 놀림도 받았습니다. 다음날 교실에 들어서는데 왠지 친구들이 자신을 흉보는 것 같은 느낌을 받아 하루 종일 기분이 좋지 않았습니다.
- 30대 중반 P씨는 갑작스런 부친상을 당하고 상실감이 컸으며, 상을 치르는 중에 며칠 동안 제대로 잠을 자지 못하면서 저녁 무렵에 돌아가신 아버지가 부르는 소리를 몇 차례 듣게 되었습니다.

위 두 예는 우리 주변에서 쉽게 경험할 수 있는 일입니다.

즉 예기치 않은 부정적 경험을 겪거나 자기 몸이 피곤할 때와 같이 정신적 혹은 신체적 스트레스 상황에서는 주변 상황이나 사람들에 대한 생각 혹은 지각(시각/청각/촉각 등)이 다소 날카로워지거나 예민해지면서 피해의식이나 이상한 체감현상을 경험할 수 있게 됩니다. 주로 생각(사고)과 지각(청각) 부분이 민감해지는 특징을 갖기 때문에 '사고지각민감상태'라고 볼 수 있습니다.

이러한 사고지각민감상태는 대부분은 일시적 경험으로 시간이 지나면 사라지지만 그러한 상태가 자꾸 반복되고 지속되면 '사고지각민감증'으로 진행되고, 고통을 줄 정도로 증상이 심하고 자기 일상생활에 영향을 주면 정신병이 될 위험성이 있는 고위험상태라고 볼 수 있습니다. 청년층에서 정신병 고위험상태는 자주 나타나는데, 그 이유는 이 시기에 유년기와는 확연히 다른 또래 집단 간 배타성, 점차 가중되는 학업이나 취업 스트레스, 추상적 자의식 발달, 전두엽 변화와 성숙, 정신병적 증상과 관계가 깊은 도파민 신경회로의 성숙이 일어나는 점 등이 한꺼번에 작용하기 때문으로 보고 있습니다.

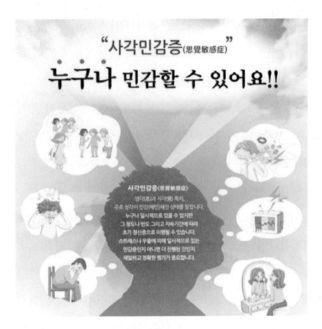

조기 정신증

　중요한 것은 정신병 고위험상태가 대부분 우울증이나 사회공포증, 강박증상 등과 함께 나타나며, 환자 자신이 느끼는 사고지각민감증상 표현을 꺼리기 때문에 초기상담이나 진찰 과정에서 진단을 놓칠 가능성이 크다는 것입니다. 뿐만 아니라 같은 정신건강의학과 전문의라고 하더라도 관심분야에 따라 환자의 문제를 우울증으로 진단할 수도 있고 정신병 고위험상태로 진단할 수도 있어서, 초기에 정확한 평가와 그에 따른 치료계획이 달라질 수도 있습니다.

　정신병의 사회환경요인으로는 낮은 사회경제적 상태, 이

민, 정신적 외상(왕따, 성폭행, 아동학대 등) 등이 있습니다. 특히 학교에서 이루어지는 왕따나 집단 따돌림은 매우 큰 정신적 외상으로 작용할 뿐만 아니라 우울증, 자살, 사회공포증, 사고지각민감증 등을 유발할 수 있습니다. 국내에서 이루어진 한 연구에 의하면 집단따돌림이 있을 때 정신병 발병위험성은 그렇지 않은 경우보다 약 17배 정도 높다고 보고되었습니다. 따라서 학교에서 시행하는 정서행동선별검사에서 위에서 언급한 사고지각민감증상이 의심되는 경우에는 전문기관에서 정확한 평가를 받아보는 것이 중요합니다. 초기에 정확하게 평가하는 것이 중요한데, 정신병 고위험자 경우에 적절한 심리사회중재나 약물치료를 하지 않을 때 약 10% 정도가 1년 안에 조현병으로 발전할 수 있기 때문입니다.

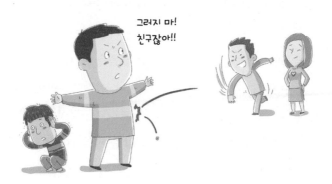

조기 정신증 치료는 어떻게 할까요?

정신병 고위험상태에 대한 중재는 심리사회중재와 약물치료가 있습니다. 심리사회중재에는 인지행동치료 및 환자의 사회기능 회복을 위해서 지역사회 내에서 제공하는 다양한 사회적 지지프로그램(멘토 맺기, 생활습관 지지프로그램, 개인지지요법, 메타인지훈련 등)이 있습니다. 모든 정신건강복지센터에서 이러한 프로그램을 다 제공하지는 않으므로 사전에 확인이 필요합니다.

약물치료는 일차적인 치료보다는 심리사회중재를 먼저 했는데도 효과가 없거나 증상이 최근 더 악화되는 경향이 있을 때 추천합니다. 정신병 고위험상태에 대한 치료목표는 조기중재를 통한 빠른 회복을 돕는 것이며, 이를 위해 스트레스에 대해 적절히 대처할 수 있는 인지나 마음 탄력성을 증진시키는 것이 무엇보다 중요합니다. 인지나 마음 탄력성은 상실이나 슬픔이 있을 때 화를 내기보다는 슬픔을 바라보고 어루만지고 수용하는 데서 출발할 수 있습니다. 이러한 수용에 있어 힘이 되는 것은 따뜻한 지지와 격려, 그리고 사랑이며 사랑의 원천은 가족, 친구, 그리고 종교적 신앙 등이 있습니다. 그러한 것들을 통해 내가 갖게 되는 자원이 슬픔이나 원망보다 클 때 회복이 가능할 것입니다.

조현병을 예방할 수 있나요?

조현병을 예방하기 위한 시도들이 2000년대 초부터 시작되었습니다. 예일의대와 맬버른의대의 선구적 노력을 통해 1-2년 내에 조현병을 포함한 정신병적 장애가 발병할 가능성이 20-35%나 되는 정신병 고위험군을 진단할 수 있게 되었기 때문입니다.

정신병 고위험군의 중대성은 크게 두 가지입니다.

첫 번째는 현재 정신적 고통을 유발하는 증상과 기능저하이며, 두 번째는 향후 더 큰 정신병리 즉, 조현병을 포함하는 정신병적 장애가 올 가능성입니다. 따라서 정신병 고위험군에 대한 치료도 맞춰 현재의 증상, 기능저하 및 정신적 고통에 대한 치료와 나중에 정신병적 장애가 될 가능성을 줄이는 예방에 초점을 맞추게 됩니다.

정신병 고위험군은 기능저하와 정신적 고통을 나타냅니다.

무엇보다 가족이나 친구가 '평소와 달리 변했다'고 느끼게 됩니다. 정신과 증상은 대체로 우울증상, 사회적 고립, 짜증, 불면증, 적대적인 생각이나 행동을 보입니다. 이것은 다른 사람의 행동이 본인에게 어떤 특별한 의미가 있거나 혹은 악의적인 것으로 오해하는 경향과 낯선 목소리가 들리거나 헛것을 보는 지각적 왜곡을 경험하기 때문입니다. 다행히 정신병 고위험군에서는 현실검증력이 온전히 보존되어 이런 경험을 쉽사리 사실로 여기기보다는 사실이 아닐 가능성에 대해서도 함께 고려합니다.

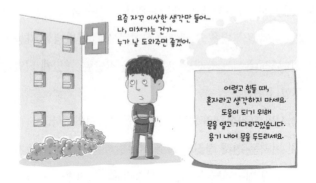

학업 성적저하 같은 역할기능과 사회적 고립을 초래하는 대인관계기능이 감퇴됩니다. 역할 및 대인관계 기능저하는 오해와 의심, 그리고 지각적 왜곡 같은 정신과적 증상 때문이기

도 하지만 다른 요소도 작용합니다. 즉 신경인지기능 및 사회인지기능 저하에 의하기도 합니다. 신경인지기능은 집중력, 기억력, 유연한 사고력 등을 의미하고, 사회인지기능은 다른 사람의 생각은 자신의 생각과 다르며 다른 사람이 알고 있는 상황정보와 내가 알고 있는 상황정보가 다르다는 것을 아는 능력 등을 의미합니다. 다행히 역할기능, 대인관계기능, 신경인지기능 및 사회인지기능 저하는 정신병적 장애 수준까지 저하되지는 않습니다.

정신과적 증상과 기능저하로 인해 정신적 고통을 받게 됩니다. 여기에 더하여 정신과적 증상을 보이는 사람에 대한 편견과 차별로 인해 스트레스가 심하고, 잠을 못 자면 누구든지 할 수 있는 오해와 지각 왜곡을 '점점 미쳐가고 있다'는 식으로 파국적으로 여기게되어 더 큰 고통을 느끼게 됩니다.

정신병 고위험군은 정신병적 장애로 진행되는 경우도 있습니다.

정신병 고위험군 수준에서 정신병적 장애 수준으로 증상이 진행되는 경우 지각 및 인지 혹은 사고 영역에서 현실검증력 손상이 확연해집니다. 인지적 왜곡 경향은 다른 가능성을 염두에 두지 않고 완고하고 편향된 믿음을 갖게 하며, 피해를 줄 수 있다고 생각되는 장소 혹은 사람을 회피하는 행동으로 나타납니다. 지각적 왜곡 경향은 환청에 대해 말로 대답하거나 환시가 행동에 영향을 미치는 정도로 진행됩니다. 이렇게 행동의 변화가 유발되면 주변의 가족이나 친구들이 변화를 알게 됩니다.

정신병적 장애로 진행을 촉진하는 인자에 대해 현재까지 알려진 것은 대마나 필로폰과 같은 불법 약물인데 더 이상 구체적으로 알려진 것은 없습니다. 다만 생물학적인 취약성과 스트레스가 중요하게 작용하리라 추정하고 있습니다.

국내 연구 결과에 따르면 정신병 고위험군 중 20-30% 정도가 1-2년 이내에 조현병을 포함한 정신병적 장애가 된다고 보고되고 있습니다.

정신병 고위험군 치료는 어떻게 하나요?

정신과적 증상, 기능저하, 정신적 고통으로 인해 정신병 고위험군은 사회적 접촉을 점점 차단하고 고립되어 가기 때문에 자신의 문제를 가족이나 친구와 상의하여 균형잡힌 시각을 갖게 될 소중한 기회를 놓치기 쉽습니다. 또한 드라큘라와 같은 실제로 존재하지 않는 가상의 공포에 시달리기도 합니다.

따라서 치료시작은 무엇보다도 환자가 치료에 참여하는 것입니다. 그리하면 구체적인 도움을 제공하고, 함께 정신적 고통의 원인을 찾으며 일차적 관심사를 먼저 다루어야 합니다. 일반적으로 목표를 함께 설정하는 과정을 밟게 되는데, 가족참여 역시 매우 중요합니다. 가장 중요한 것은 다음에도 치료를 받으러 전문가를 찾아오게 하는 것입니다. 이를 위해 부록과 같은 정신병 고위험군에게 드리는 메시지를 활용할 수도 있습니다.

약물치료

약물치료는 항우울제, 수면제 등이 주로 사용됩니다. 대체로 우울이나 짜증 등을 보이기 때문입니다. 경우에 따라서는 제한된 기간 동안 소량 항정신병약물을 사용하기도 합니다. 오해와 의심, 지각적 왜곡에 대한 약물치료가 필요한 경우 입니다. 약물치료를 통해 정신과적 증상이 해소되는 경우에는 역할 및 대인관계 기능이 호전되면서 정신적 고통 역시 줄어듭니다. 약물치료에 대해 흔히 '중독된다'거나, '내성이 생겨서 나중에는 효과가 없다'고 오해를 많이 하는데, 그것은 잘못된 편견입니다.

그러나 대부분이 청소년인 정신병 고위험군에서 뇌에 직접적으로 작용하는 약물의 안전성이 제대로 확립되지 않은 부분이 있습니다. 특히 항정신병약물이 그러하므로 아주 제한적으로 사용해야 합니다.

정신사회적 치료

정신사회적 치료는 지지치료, 스트레스 관리훈련, 인지치료 등이 있습니다. 말과 행동으로 하는 치료로서 집단 또는 개인 단위로 시행합니다.

- 지지치료는 받아들이고 돌보는 환경을 제공하여 문제에 대해 이야기할 뿐만 아니라 경험과 느낌을 전문가와 공유하는 것이 중요합니다. 문제해결을 위해 가능한 해법을 찾아 연습해 보고, 표 1과 같은 목표 리스트를 이용해서 구체적인 목표를 정하고, 시간 관리를 할 수 있도록 도와주는 등의 문제에 따른 접근이 필요합니다. 이를 통해 정신병 고위험군이 계속해서 현실적 접촉을 유지할 수 있도록 해야 합니다.

- 스트레스 관리훈련은 짜증, 불면증, 긴장감 등 스트레스반응을 그 원인과 연결시켜 이해하고, 이를 스트레스-취약성 모형 속에서 이해하는 데 초점이 맞추어집니다. 이를 위해 스트레스의 생리, 행동 및 인지적 동반 증상을 이해하고, 적응적 스트레스와 비적응적 반응을 구분하고, 스트레스 정도를 인식하는 등 스트레스와 불안의 특징을 이해할 수 있도록 하는 교육과정이 있습니다. 또한 스트레스 일기를 작성하면서 스트레스 모니터를 하는 과정, 이완, 명상, 운동 등 스트레스 관리기법을 훈련하는 과정으로 이루어집니다. 스트레스 관리훈련은 결국 정신과적 증상을 이상하거나 신비로운 어떤 것 혹은 갑자기 엄습하는 것으로 보지 않고 스트레스에 대한 반응으로 볼 수 있게 됩니다.

- 지각의 왜곡, 오해 및 의심 등 정신과적 증상을 이 증상이 생기게 된 맥락과 연결하여 이해하지 못하고 은밀하

게 감추려고 하기에 증상이 점점 견고해지게 된다고 생각합니다. 인지 치료는 이의 개선을 위해 **표 2**와 같은 치료 프로그램에 참여하게 됩니다.

표 1. 지지치료의 목표목록

치료 시간에 함께 작업하여 해결하고 싶은 문제 영역에 ✓ 표시하시요.

나는 친구가 부족해요.	
쉴 때 무엇을 해야 할지 잘 모르겠어요.	
취미가 없어요.	
사회성이 없어요.	
너무 집에서만 지내요.	
재미 없어요.	
집이 싫어요.	
직장면접에 어려움이 많아요.	
대화를 시작하거나 이끌어 가기 힘들어요.	
다른 사람에게 짜증이 나요.	
나는 내 뜻대로 할 수 없어요.	
병원에 오기 싫어요.	
혼자서 옷을 고를 수도, 음식을 해 먹을 수도 없어요.	
나 스스로를 잘 돌보지 못해요.	
건강에 이상이 있나 봐요.	
담배를 습관처럼 피워요.	
가족과 함께 지내지 못해요.	

표 2. 인지치료 프로그램의 구성

1회	위기를 기회로 바꾸는 시작: 인지치료와 만남
2회	문제목록 정하기와 문제를 목표로 바꾸기
3회	문제의 집 짓기: 문제를 조직적으로 설계하기
4회	한 가지 경험, 만 가지 생각: 대안 설명하기
5회	안전행동: 정말 안전할까?
6회	생각에 대한 생각: 초인지
7회	나의 핵심신념 찾기: 내 생각의 뿌리 찾기
8회	자신감 회복: 멋진 나의 모습 찾기
9회	사회적 고립: 나의 지원군 찾기
10회	새로운 시작: 프로그램을 정리하며

치료효과를 말씀드리겠습니다.

정신과적 증상, 고통, 기능저하 등에서는 위 치료가 도움이 되는 것이 확실합니다. 그러나 안타깝게도 현재까지는 정신병적 장애로 진행에 대한 예방 효과를 입증하지는 못하고 있습니다. 몇몇 초기 연구에서 진행을 줄이거나 지연시키는 것이 증명되었지만, 이후 연구에서는 진행률을 줄인다는 증거를 발견하지 못했습니다.

현재 정신병 고위험군에 대한 병인론, 중요한 증상, 기능저하 기전을 밝히는 연구와 치료 방법에 대한 연구가 활발하므로, 정신병적 장애로의 진행률은 점점 줄어들 것으로 기대되고 있습니다. 또한 치료가 정신과적 증상, 고통, 기능저하 분야에서는 도움이 되는 것이 확실합니다. 그래서 정기적으로 전문가와 상담을 통해 혹시라도 있을지 모르는 정신병적 장애로 진행을 조기에 평가받고 치료를 받을 수 있다는 장점이 있습니다. 정신병적 장애가 발생한 후 치료를 개시하기까지 기간이 짧을수록 예후가 좋다고 알려져 있기 때문입니다.

환우분들께 드리는 메시지

　여러분은 주변 일들이 이전과 다르게 받아들여지고, 평소하지 않던 생각을 하거나 혹은 낯선 목소리 같은 것이 들리는 경험을 했을 것입니다. 그리고 그 경험으로 인해 몹시 힘들었을 것입니다. 아니 여러분 자신뿐만 아니라 가족, 친구들도 걱정하게 되었을 것입니다. 우리는 여러분이 이 경험을 올바르게 바라보고, 이해하며, 대처해 나가서 고통을 줄일 뿐만 아니라 삶의 통합을 추구할 수 있도록 도와드리려 합니다.

　최근에 여러분은 어떤 이유로 평소보다 더 많은 스트레스를 받거나 불면증 같은 것이 생겼을 수 있습니다. 또는 평소보다 술을 더 많이 마셨던지, 인터넷게임에 몰두했던지 했을 지도 모릅니다. 친구들과 관계가 어려웠을 수도 있습니다. 잠이 부족한 상태에서 스트레스까지 겹치거나 이전과 달리 친구들과의 관계가 소원해지면, 평소 하던 대로 생각하고, 느끼고, 주변과 관계를 맺는 게 힘들어집니다. 사회적으로 고립되고, 방황하고, 혼란스럽고, 착각을 하게 됩니다. 점점 주변 사람들의 사소한 말이나 행동까지도 어떤 위협적인 의미가 있는 것처럼 느껴지고, 의심이 들고 낯선 목소리를 듣게 됩니다. 이로 인해 여러분의 자존감에 많은 상처가 남았을 것입니다.

　어떤 분들은 이 경험이 나쁘지 않고, 대수롭지 않아서 굳이 얘기할 필요가 없다고 느낄 수도 있습니다. 때로 이 경험이 실제로 무엇인지 확신할 수는 없지만 그다지 '힘들지 않다'고 느낄 수도 있습니다. 그러나 이 경험은 여러분의 친구관계, 학업이나 직장 생활 같은 일상에 영향을 줄 수 있습니다.

어떤 분들은 이 경험이 자주 일어나고, 이로 인해 고통스럽고, 잠을 더 못 자게 되고, 혼란스럽고, 자신의 정체성을 잃어버리는 듯하고, 자신이 점점 '미쳐가는 것이 아닐까?'라고 생각하기도 합니다. 이로 인해 여러분의 생각과 행동이 제한을 받게되며 친구관계, 학업, 직장 생활 같은 일상에 커다란 영향을 미치게 됩니다. 그러나 이에 대해 다른 사람에게 이야기하고 도와달라는 것이 여러 이유로 인해 어렵게 느껴질 수 있습니다.

이 경험은 시간이 흐르면서 저절로 없어질 수도 있습니다. 즉 모든 것이 제자리로 돌아오고, 더는 이러한 일들이 생기지 않을 수도 있습니다. 그러나 안타깝게도 이 경험은 지속되고 점점 악화될 수도 있습니다.

지금은 이 경험을 그냥 놓아두거나, 이 경험의 포로가 될 때가 아닙니다. 직접 부딪쳐 볼 때입니다. 여러분의 이 경험은 실상 '나만이 하는 것이 아니라 사람이면 누구든지 힘들 때 경험할 수 있다'는 것이 현재까지 알려진 가장 객관적인 사실입니다. 여러분들은 세상을 다른 눈으로 바라볼 수 있는 능력을 가지고 있는 사람일 뿐 이런 경험을 하는 것이 잘못된 것은 아닙니다.

우리는 이 경험이 어떤 맥락에서 생겨나게 되었는지 과학적으로 살펴보고, 또 조기에 해소되도록 돕고, 다시 생기지 않도록 혹은 그럴 가능성을 최소화하도록 여러분과 함께 노력해

나갈 것입니다. 저희와 작업을 통해 고립, 방황, 혼란을 넘어 의심과 낯선 목소리로 인한 고통을 이겨내고, 하나의 통합된 삶을 추구하는 힘을 가지시기 바랍니다.

정신건강의학과 입원이나 외래치료에 대해 알려주세요.

입원치료에 대해 말씀드리겠습니다.

입원치료는 언제 해야 할까요?

정신건강의학과 입원은 개방병동과 보호병동으로 나뉘어집니다. 개방병동에는 주로 스트레스, 신경증 환자가 입원하며, 보호병동은 정신과적 위기상황에 놓인 환자들이 집중치료를 받기 위해 입원하는 곳으로, 무엇보다도 환자의 안전을 최우선으로 고려하여 운영되고 있는 병동입니다. 조현병 환자는 대부분 보호병동에 입원을 하게 됩니다. 일반적으로 보호병동 입원치료는 다음과 같은 경우에 권고합니다

- 일상생활이 안 될 정도로 정신병적 증상이 심하여 자신이

나 타인의 안전에 위협이 될 경우

- 정확한 진단이 필요하고, 이를 바탕으로 향후 치료 계획을 세우기 위한 경우
- 정신병적 증상으로 인해 혹은 병식 부족으로 치료를 거부하는 경우
- 약물 부작용이 심하거나 병적 증상이 조절 되지 않아 새로운 약물로 교체가 필요한 경우

입원은 어떻게 할까요?

입원은 환자 스스로 입원에 동의하는 자의입원, 보호의무자 혹은 시장, 군수, 구청장 등에 의한 입원으로 나뉘어집니다. 조현병 환자는 자신의 병을 인식하지 못하는 경우가 많으므로 입원치료의 약 75%는 보호의무자에 의한 입원입니다. 이 경우 보호의무자 2인의 동의(한 명만 있을 땐 1인), 정신건강의학과 전문의 진단, 입원동의서, 보호의무자임을 확인하는 서류, 의사의 입원권고서가 필요합니다. 자해 또는 타해 위험성이 큰 급박한 경우엔 경찰관의 도움을 얻어 응급입원을 하기도 합니다.

입원치료는 며칠동안 할까요?

입원기간은 병적 증상의 심한 정도, 질병의 이환기간, 약물치료에 대한 반응 정도, 가족 혹은 사회적인 지지체계 등 여러 요인에 따라 달라집니다. 2주 이내 단기입원이 필요한 경우도

있고, 3개월 이상 장기입원이 필요한 경우도 있습니다.

입원기간 동안엔 어떤 치료를 받을까요?

심한 정신병 증상을 갖고 있는 환자는 자신의 망상이나 환청 등을 실제로 일어나고 있는 것으로 간주해서 불안해하고 병적 행동들을 하게 됩니다. 입원을 통해 환자들은 병원과 의료진의 보호를 받을 수 있다는 믿음이 생기므로 그 자체만으로도 증상 개선에 도움이 될 수 있습니다. 입원동안 행해지는 치료 중 가장 중요한 것은 약물치료입니다. 초기엔 불안, 흥분, 충동행동, 불면증상을 개선시키기 위해서, 이후에는 망상, 환청 등 정신병 증상을 호전시키기 위한 약물치료를 합니다. 또한 입원 중에는 개인면담, 행동치료, 집단치료, 사회기술훈련, 그리고 차 모임, 작업치료, 음악, 미술치료, 레크리에이션 등 다양한 프로그램에 참여할 수 있습니다.

입원치료 중 가족들은 어떻게 해야 할까요?

환자를 입원시킨 후 가족들도 마음이 편하지는 않습니다. 자의입원이 아닌 경우 퇴원 후 가족들을 원망하거나 위협할까 봐 두려움을 호소하기도 합니다. 환자가 병실생활 적응에 어려움을 호소하고, 여러 이유를 대며 조기에 퇴원시켜줄 것을 요구할 때는 어떻게 해야 할지 몰라 당황할 수 있습니다. 대부분 가족들은 환자 증상이 호전되는 모습을 보면서 심리적으로 안정감을 되찾게 되지만 그렇지 못한 경우엔 주치의와 면담을

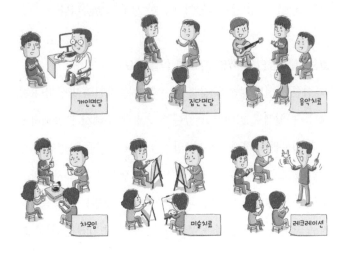

통해 불안을 해소할 수도 있습니다. 난처한 순간을 모면하기 위해 섣부른 약속을 하거나, 환자를 설득시키기 위해 지나친 언쟁을 하며 화를 내고 흥분하는 것은 좋지 않습니다. 치료에 부정적인 영향을 주는 가족문제가 있을 때는 입원기간 중 가족치료가 이루어집니다.

퇴원계획은 어떻게 세울까요?

환자의 증상이 호전되기 시작하면 의사는 퇴원 후 생활계획, 치료계획에 대해 면담을 시작합니다. 퇴원 후 자신의 병에 대해 잘 이해하고 자발적으로 치료에 참여할 수 있도록 조현병 원인, 치료, 경과, 재발신호 등에 대한 교육을 받습니다. 특히 규칙적인 약물복용, 재발신호 등에 대한 교육이 집중적으로 이루어집니다. 가족들에게도 증상 재발방지를 위해 가족들이 해야 할 일들에 대해 알려줍니다. 퇴원 후엔 환자가 사회직업적 적응을 잘 해나갈 수 있도록 돕기 위해 낮 병원, 재활 프로그램 등에 대해 의논 할 수도 있습니다.

외래치료에 대해서도 말씀드리겠습니다.

입원치료는 심한 정신병 증상완화를 위해 일시적으로 이루어지는 것이므로 일상생활 적응, 사회직업적 복귀를 하는 외래치료가 입원치료보다 훨씬 중요합니다. 일반적으로 퇴원 초기엔 일주일에 최소 한 번 이상 병원을 방문하게 되며, 환자 상태가 안정됨에 따라 수 주 간격으로 병원을 방문하게 됩니다. 퇴원초기에 가장 중요한 것은 약물을 규칙적으로 잘 복용하는 것입니다. 간혹 입원 시에 복용 하던 약물을 똑같이 복용했는데도 퇴원 이후에 약물 부작용이 발생하는 경우가 있는데 그럴 때는 당황하지 말고 주치의와 의논하면서 해결해 나가야 합니다.

증상이 회복되면서 현실감을 되찾게 되고 나면, 자신의 처지를 비관하거나 병의 예후에 대해 불안해하며 자신감을 잃고 우울해하는 경우들도 있습니다. 반면에 입원기간 동안 성취하지 못했던 일들을 한꺼번에 만회하려고 너무 의욕적으로 서두르는 경우도 있습니다. 조현병은 잘 낫지 않는 병이라는 극단적으로 비관적인 관점을 받아들일 필요가 없고, 그렇다고 해서 지나치게 가볍게 볼 수도 없습니다. 최근에는 새로운 약물도 많이 개발되어 있고 다양한 치료 프로그램들이 개발되어 있어, 약물치료와 재활치료를 꾸준히 병행한다면 좋은 결과를 기대할 수 있을 것입니다.

조현병 약물치료에 대해 알려주세요.

조현병에서 왜 약물치료가 필요할까요?

조현병의 정확한 원인은 아직도 명확히 알려져 있지 않습니다. 과거에는 조현병이 여러 가지 심리적, 환경적 요인에 의하여 발병한다고 생각하던 시기도 있었습니다. 그러나 이젠 이 질병이 단순히 심리적인 요인과 스트레스에 의해서 발병하는 질환이 아니라는 것은 분명합니다.

조현병은 유전병은 아니지만 유전적인 요소가 어느 정도는 작용하고 있으며, 조현병 환자의 뇌를 연구해보면 해부학적, 생화학적, 생리학적 측면에서 다양한 비정상적인 소견들이 관찰됩니다. 그 중에서도 가장 분명한 것은 조현병 환자의 뇌에서 도파민을 비롯한 다양한 신경전달물질의 불균형이 관찰된다는 것입니다. 이러한 신경전달물질의 불균형이 조현병의 정신 병리에 큰 영향을 미치고 있고, 또 약물치료는 이러한 신경전달물질의 불균형을 비교적 신속하고 정확하게 교정하는 역할을 하고 있습니다.

조현병 약물치료가 시작된 것은 1950년대 초반부터라고 할 수 있습니다. 이후 70년 동안 수많은 약물들이 개발되어 조현병 치료에 사용되어 왔습니다. 실제로 조현병 환자에게 약물치료를 시작한 이후에 증상소실, 재발방지, 정상생활로 복귀에 있어 크나큰 변화가 있었습니다. 아직까지 약물치료가 완벽하지는 않지만, 약물치료는 조현병 치료에 반드시 필요합니다.

약물치료 목적은 무엇일까요?

일차적인 목적은 조현병에서 나타나는 여러 가지 증상들을 조절 또는 완화해서 정상적 생활을 할 수 있도록 돕는 것입니다. 특히 망상, 환청 등을 흔히 양성증상이라고 하는데, 조현병 초기에 뚜렷하며 환자의 일상적인 생활을 심하게 방해합니다. 대부분 항정신병약물은 이들 양성증상에 좋은 치료효과를 나타내고 있으며, 어느 한 약물이 반응이 좋지 않으면 다른 약물로 교체할 때 더 좋은 효과를 나타내기도 합니다. 경우에 따라서 한 가지 항정신병약물로 치료효과가 뚜렷하지 않을 때 다른 약물로 교체해도 효과가 없으면 여러 항정신병약물들을 같이 사용하기도 합니다. 증상이 심한 경우에는 클로자핀이라는 항정신병약물을 사용하기로 하는데, 클로자핀은 부작용이 있지만 치료효과가 매우 뚜렷한 것이 그 특징입니다.

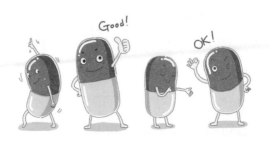

약물치료의 또 한 가지 중요한 목표는 증상이 조절된 이후에 다시 재발되지 않도록 하는 것입니다. 즉 재발방지가 약물투여의 또 다른 중요한 목적이 됩니다. 일반적으로 재발방지를 위한 약물치료는 급성기 약물치료에 비하여 훨씬 긴 기간에 걸쳐서 이뤄집니다. 따라서 환자의 자발적인 협조가 매우 필요하며, 이를 위해서는 장기간 약물을 복용해도 환자가 크게 불편하지 않아야 합니다. 약물에 의한 졸림, 추체외로증상, 체중증가 등 부작용이 발생하는 경우에는 이를 적절하게 조절하는 것이 지속적인 치료를 위해서 매우 중요합니다.

약물치료는 언제부터 해야 할까요?

조현병 진단은 생각보다 쉽지는 않습니다. 가장 중요한 이유는 다른 질환들과 달리 진단을 확정할 수 있는 혈액검사, 영상 검사소견이 없기 때문입니다. 또 질병의 초기에는 증상이 뚜렷하지 않기 때문에 조현병이라고 진단하기가 힘든 것도 사실입니다. 그래서 시간이 경과할수록 진단은 쉬워지지만 치료가 늦어지면 그 만큼 회복하기가 어려운 것도 사실입니다. 따라서 가능하면 전문가가 조기에 증상을 정확하게 인지하여 치료를 빨리 시작하는 것이 매우 중요합니다.

어떤 약물들이 치료에 도움이 될까요?

제일 중요한 치료약물은 항정신병약물입니다. 항정신병약물은 수십 종이 있는데, 이것은 다시 정형 항정신병약물과 비정형 항정신병약물로 나눌 수 있습니다. 사실 모든 항정신병약물은 조현병 증상과 밀접한 관련을 가지는 것으로 알려진 도파민이라는 신경전달물질의 활동을 차단하는 작용을 합니다. 따라서 정형 항정신병약물과 비정형 항정신병약물 간 구분은 항도파민 작용에 동반되는 추체외로증상이 뚜렷한가 뚜렷하지 않은가에 따른 구분법입니다. 대부분 추체외로란 바닥핵과 그와 관련된 신경회로로 바닥핵은 대뇌반구의 깊은 곳에 위치한 신경세포체 모임을 말합니다. 항정신병약물이 추체외로에 작용하게 되면 떨림, 강직, 근긴장이상과 같은 추체외로 증상이 나타날 수 있습니다. 비정형 항정신병약물은 추체외로 증상이 뚜렷하지 않기 때문에 부작용이 약하여 환자가 비교적 쉽게 복용할 수 있습니다. 따라서 비용이 더 많이 들긴 하지만 최근에는 비정형항정신병약물을 투여하는 추세라고 할 수 있습니다.

또한 조현병 환자들 상당수가 우울증, 기분조절 문제 등 기분증상을 경험합니다. 때때로 불안, 불면 등 증상이 동반되기도 합니다. 따라서 전문의의 세심한 관찰에 따라서 항우울제, 기분조절제, 항불안제, 수면제 등을 함께 투여할 수도 있습니다.

약물치료를 도대체 언제까지 해야 할까요?

사실 이 부분에 대해선 분명한 원칙이 없습니다. 왜냐하면 같은 조현병 환자라도 한 번 증상이 생긴 이후에 재발을 하지 않는 경우도 있지만 지속적으로 약물을 충분히 투여했음에도 증상이 나아지지 않는 경우도 있습니다. 어떤 환자들은 약물을 줄이거나 끊으면 바로 증상이 재발하는 반면에 어떤 환자들은 약물을 중단 해도 상당 기간 재발이 없는 것도 사실입니다. 따라서 환자의 병력과 증상을 면밀히 검토하여 환자 경과에 따른 투약을 하는 것이 중요합니다.

일반적으로 계속 약물을 투여하는 경우가 약물을 중단하는 경우보다 재발을 5배 가량 낮춘다고 알려져 있습니다. 따라서 재발할 경우에 환자경과가 약물치료와 연관성이 적다는 것이 분명히 확인되지 않았다면 지속적으로 약물을 투여하는 것이 좋습니다. 일반적으로 초기발병에서는 최소한 2년, 재발된 경우는 5년, 재발이 반복되는 경우는 상당히 더 오랜기간 약물을 투여하도록 권장하고 있습니다.

약물치료로 모든 증상을 조절할 수 있을까요?

앞에서도 말했듯 환청, 망상 등 양성증상은 대체로 항정신병약물에 반응을 잘합니다. 그러나 의욕이 없고, 매사가 귀찮고, 흥미가 없어지는 소위 음성증상은 항정신병약물에 대한 반응이 뚜렷하지 않은 경우들이 있습니다. 때로는 진정작용이 강한 항정신병약물의 경우는 음성증상을 악화시키는 경우도 있습니다. 따라서 전문의가 판단하여 환자가 양성증상은 조절되지만 음성증상이 심한 경우는 같은 항정신병약물을 투약하더라도 용량을 조절하든지 혹은 진정작용이 덜 한 약물로 교체하는 것이 필요합니다. 또 음성증상을 조절할 목적으로 항우울제를 사용하는 경우도 있습니다.

일부 조현병 환자들은 추상적 사고능력이 감소되고 언어기억, 단기기억, 집중력, 실행기능 등이 감소되는 인지증상을 보이기도 합니다. 많은 연구가 계속되고 있지만 아직까지는 뚜렷하게 인지 증상을 효과적으로 개선할 약물은 알려지지 않은 것도 사실입니다. 따라서 환자가 음성증상 및 인지장애가 뚜렷하고 또 이 때문에 정상적인 생활에 지장을 초래하는 경우, 항정신병약물에만 의존하지 말고 다른 종류의 약물들을 함께 투여하든지 혹은, 인지행동치료, 사회기술훈련 등 심리사회적 치료를 병행하는 것이 필요합니다.

어떤 약물이 많이 사용될까요?

최근에는 부작용이 덜한 비정형 항정신병약물이 많이 사용되고 있습니다. 하지만, 이 약물들도 체중증가, 진정작용, 추체외로증상 등 부작용을 초래할 수 있습니다. 따라서 약물부작용을 잘 감안하여 사용해야 합니다. 우리나라에서 많이 사용되고 있는 비정형 항정신병약물들과 그 급성기 권장용량은 다음과 같습니다.

비정형 항정신병 약물	시작 용량 (mg)	1일 복용횟수	최대처방용량 (mg)
클로자핀	12.5-25	2-4	900
올란자핀	5-10	1	20
리스페리돈	1-2	2	15
퀘티아핀 IR/XR	50	2	750 (IR) 800 (XR)
아리피프라졸	10-15	1	30
지프라시돈	40	2	160
아미설프라이드	100 (음성주상우세) 400-800 (양성음성증상 혼재 시)	1-2	1200
팔리페리돈	6	1	12
블로난세린	8	2	24
조테핀	25-50	2-4	450

* 시작용량, 복용횟수, 최대처방용량은 각 약품 제조 회사에서 제공하는 약품설명서에 따른 것이다.

장기지속형 주사제란 무엇일까요?

조현병을 치료하는데 어려운 점 중에 하나는 환자들이 여러 가지 이유로 약물을 규칙적으로 복용하지 못한다는 것입니다. 심리적 저항, 약물부작용 등 이유도 있지만, 많은 환자들이 오랜기간 치료를 받았음에도 자신이 병이 있다는 인식을 가지고 있는 경우는 많지 않은 편입니다. 또 병식을 가지고 있던 환자들도 증상이 악화되면 병식이 불량해져서 정작 약물치료가 더 필요한 경우에 약물을 복용하지 않는 경우들도 많습니다. 바로 이럴 때 필요한 것이 항정신병약물의 장기지속형 주사제입니다.

이 장기지속형 주사제는 한 번 투여하면 1개월 또는 3개월 등 일정기간 약효를 발휘하여 매일 약물을 복용할 필요가 없습니다. 환자가 약물을 제대로 복용하지 않는 것이 재발의 가장 큰 원인임을 생각한다면 더 많은 환자에게 장기지속형 주사제가 필요한 것이 아닌가하는 점도 진지하게 검토할 필요가 있습니다.

조현병 치료에 항정신병약물이 도입된 이후에 전반적으로 조현병 환자들의 증상소실, 재발방지, 병전기능의 회복 등에 뚜렷한 성과가 있었습니다. 그러므로 항정신병약물을 이용한 치료는 다른 어떤 치료보다도 우선해야 하는 중요한 치료방법입니다. 특히 급성기에 환청, 망상 등 양성증상이 뚜렷할 때 항정신병약물 투여만이 증상을 효과적으로 줄일 수 있습니다.

또한 증상의 재발을 예방하기 위해서는 여러 심리사회적인 치료도 매우 중요하지만 역시 항정신병약물을 지속적으로 투여하는 것이 증상재발을 막는 데 가장 확실한 치료효과를 보입니다. 더불어 조기진단, 조기치료가 장기적인 관점에서도 매우 중요합니다.

반면에 조현병 환자의 증상과 경과가 환자마다 매우 다양하듯이, 어떤 약물을 언제부터, 어떤 용량으로, 언제까지 투여할 것이며, 효과가 뚜렷하지 않으면 어떻게 약물을 교체하고 병행 투여할 것인지에 대해서는 개인마다 다르기 때문에 환자에게 맞춘 처방이 중요합니다. 따라서 환자의 병력과 증상을 면밀히 검토하여 환자에게 가장 적절한 치료 약물을 결정하고, 지속적으로 증상과 경과의 변화를 관찰하여 이에 맞춰서 약물 치료도 조절을 하는 것이 필요합니다.

조현병 약물치료는 장기적인 관점에서 접근을 해야 합니다. 당장은 효과를 보이지 않더라도 지속적인 약물 투여는 환자의 경과를 뚜렷하게 개선시키는 역할을 하기도 합니다. 일부 오해가 있지만 항정신병약물은 중독성이 있는 약물이 아니며, 독성이 있는 약물도 아니며, 환자를 바보로 만드는 약물이 아닙니다. 약물은 질병으로 인한 증상지속, 질병재발, 정신사회적 쇠퇴를 막는 역할을 합니다. 그러므로 전문가와 상의하여 꾸준히 치료를 한다면, 환자의 증상 및 예후는 뚜렷하게 개선될 것입니다.

약물치료 부작용은
어떤 것이 있나요?

일반적인 고정관념과는 달리 조현병 치료에 사용되는 약물은 안전하다고 할 수 있습니다. 신경약리학자이자 조현병 치료의 세계적인 권위자인 하버드의대 발데사리니 교수는 그의 유명한 저술 「항정신병약물의 작용기전과 부작용」에서, 지금까지 얻어진 모든 과학적 증거에 비추어 볼 때 조현병 치료에 사용되는 약물은 다른 신체질환에 사용되는 약물에 비해 안전하다고 강조하였습니다. 다른 심각한 신체질환을 치료하기 위해 사용되는 약물과 비교해 볼 때, 조현병 치료약물은 안전하며 심한 부작용도 상대적으로 드물다고 대다수 전문가들이 공통적으로 동의하고 있습니다.

그럼에도 불구하고 조현병 치료약물의 부작용에 대한 두려움과 고정관념이 생기게 된 것은 1990년대에 비정형 항정신병약물이 도입되기 전까지, 1950년에 개발되어 이후 사용되어왔던 정형 항정신병약물의 대표적 부작용인 추체외로증상과 지연성운동장애 때문인 것으로 생각됩니다.

정형 항정신병약물은 부작용이 있었습니다.

추체외로증상은 항정신병약물이 도파민 수용체를 차단하기 때문에 생기는 현상입니다. 정형 항정신병약물에서는 매우 흔히 발견되었으나, 1990년 이후에 새로이 도입된 비정형 항정신병약물에서는 흔하지 않습니다. 요즈음 사용되는 비정형 항정신병약물은 추체외로증상이 거의 발생하지 않는다는 점이 가장 큰 장점이자 특징이라 하겠습니다. 추체외로증상은 강직, 떨림, 느린 움직임, 얼굴 표정 감소 등 파킨슨증과 유사한 증상들과 얼굴, 목, 기타 몸 근육이 경직되는 급성근긴장이상, 그리고 안절부절 못하고 괴로워하는 정좌불능증 등을 말합니다.

정형 항정신병약물은 이 같은 추체외로증상이 대략 20%에서 많게는 70%로 발생합니다. 그런 경우 항콜린성약물을 투여하여 예방이나 치료를 하면서 항정신병약물 용량을 낮추면 호전됩니다. 정좌불능증은 프로프라놀롤 또는 벤조디아제핀이라는 약물투여로 치료될 수 있으며, 항정신병약물 용량을 낮추면 역시 회복됩니다.

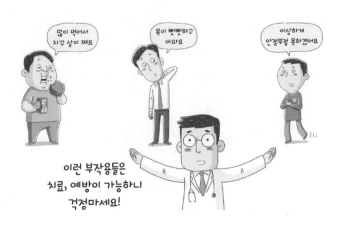

　추체외로증상 이외에 정형 항정신병약물에서 흔히 관찰되는 부작용으로는 졸리움, 입마름, 변비, 흐릿한 시야 등이 있으며, 용량을 낮추거나 항콜린성 작용이 강하지 않은 약물로 교체하면 호전됩니다. 대게는 크게 문제되지는 않으며 일부 부작용은 1-2주 이내에 내성이 생기기도 합니다.

　지연성운동장애는 정형 항정신병약물에서 많이 나타나는 부작용으로 머리, 사지 및 기타 신체 근육이 비정상적이고 마음대로 움직여지는 것이 주요증상입니다. 고령과 기질성 뇌손상이 위험요인으로 여겨지며, 약물이 투여된 기간이 길수록 위험성이 높아진다는 보고들이 있습니다. 흔히 입 주위 운동으로 입술을 내밀거나 혀를 내밀기도 하고, 씹는 동작, 턱을 옆으로 움직이는 동작 등을 보이며, 얼굴 찡그리기, 손가락, 발가락의 무의미한 움직임 등이 나타납니다. 환자 스스로는 자각하지 못하는 가벼운 증상부터 일상생활에 지장을 주는 정도까지 다양할 수 있습니다.

조현병 그 자체의 비정상적인 운동증상과 구분을 해야하며, 다양한 신경과적, 내과적 상태에서 발생되는 이상운동증과도 구분해야 합니다. 지연성운동장애는 긴장하면 심해지며 정형 항정신병약물의 도파민 수용체 차단작용과 밀접하게 관련이 있는 것으로 알려지고 있습니다. 정형 항정신병약물과 관련된 지연성운동장애는 대략 20% 정도로 발생한다고 보고되고 있습니다. 중증 이상의 심한 운동장애가 발생하는 경우는 드물며, 항정신병약물을 중단하면 약 50-75%에서 자연적으로 호전되나 일부는 좋아지지 않을 수도 있습니다. 지연성운동장애가 발생하여 항정신병약물을 중단할 경우 정신증상이 악화될 위험성이 높은데, 이때는 비정형 항정신병약물 중 하나인 클로자핀으로 약물을 교체하면 정신과 증상악화 없이 지연성운동장애를 호전시킬 수도 있습니다. 클로자핀은 지연성운동장애나 기타 운동장애가 동반된 조현병 환자들에게 효과적인 것으로 알려져 있습니다.

비정형 항정신병약물은 정형 항정신병약물에 비해 지연성운동장애가 약 1/10-1/20로 줄었습니다. 따라서 현재는 비정형 항정신병약물이 사용되고 있기 때문에 지연성운동장애 발생위험성은 극히 낮다고 하겠습니다.

그 외 정형 항정신병약물 부작용으로는 월경불순, 여성형유방, 유즙분비, 성기능장애 등 고프로락틴혈증 관련 부작용, 자율신경계부작용, 그리고 둔화된 정동·정서와 같은 부작용

등이 있으나, 1990년대 이후에 사용되고 있는 약물에서는 이런 부작용들이 눈에 띄게 감소하였고 임상적으로 문제되는 경우도 적습니다.

비정형 항정신병약물도 부작용이 있을까요?

1990년대 임상에 도입되어 지금까지 사용되고 있는 비정형 항정신병약물은 추체외로증상과 지연성운동장애 발생빈도가 매우 낮고, 정서적 둔마, 무의욕증과 같은 음성증상의 개선에 긍정적인 효과가 있으며, 우울감, 정서적 불안정 등 기분증상에도 광범위한 효과가 있어 정형 항정신병약물에 비해 여러 가지 측면에서 큰 장점을 가지고 있습니다. 비정형 항정신병약물은 조현병 치료에 새로운 장을 열었다고 볼 수 있습니다. 하지만 많은 개선에도 불구하고, 비정형 항정신병약물도 어느 정도 부작용이 있으며 이들 부작용의 원인과 심각도를 이해하고 그 영향을 잘 평가해서 약물순응도를 높여야 그 효과를 극대화할 수 있습니다. 비정형 항정신병약물 부작용은 다음과 같습니다.

체중과 혈당 증가

비정형 항정신병약물 단점으로 체중과 혈당의 증가를 들 수 있습니다. 체중증가는 복용 후 수주 이내에 나타난 후 일정 수준을 유지하는 경우가 많습니다. 따라서 약물복용 시작시점과 그 이후에 주기적으로 체중을 측정하고 혈당을 점검하는 것이 필요합니다. 혈당증가는 제2형 당뇨병 위험성을 높일 수 있습니다. 체중과 혈당의 증가 원인은 아직 분명하게 규명되지는 않았으나, 식욕과 관련된 호르몬인 렙틴에 영향을 미치고 당 대사와 관련된 인슐린에 영향을 미치기 때문으로 알려지고 있습니다. 또한 환자의 유전적 원인도 중요한 관련 요인으로 보고되고 있으며, 조현병 자체의 증상으로 인한 활동저하와도 관련이 있습니다.

체중증가는 비정형 항정신병약물 중 클로자핀과 올란자핀에서 흔하고, 리스페리돈, 팔리페리돈, 쿼티아핀, 아미설프라이드에서 비교적 덜 발생하며, 아리피프라졸, 지프라시돈에서 적게 발생하거나 발생하지 않는 것으로 알려져 있습니다. 그러므로 열량이 적은 균형잡힌 식사와 운동을 통하여 체중증가를 방지하거나 최소화하여야 합니다. 또한 전문영양사와 운동치료사의 도움을 통한 식사조절과 운동 및 생활습관개선이 필요할 수도 있습니다. 지속적으로 문제가 될 경우에는 체중과 혈당 증가의 위험성이 적은 약물로 교체할 수 있습니다.

혈중지질 증가

비정형 항정신병약물은 저밀도콜레스테롤과 중성지방 등 혈중지질 농도를 증가시킬 수 있습니다. 혈중 지질의 증가는 체중·혈당의 증가와 함께 대사성 증후군의 위험성을 높일 수 있으므로 정기적인 검사 및 관리를 필요로 합니다.

비정형 항정신병약물이 체중과 혈당 및 혈중지질 농도를 증가시킬 수 있으나, 이러한 부작용으로 인하여 투여 중인 약물을 중단하여야 하는 경우는 드뭅니다. 또한 투여 전과 후에 세심한 평가와 정기적 검사를 통하여 예방과 효과적 관리와 중재가 가능합니다. 투여 전 대사질환에 대한 개인력과 가족력을 확인하고, 체중과 신장, 허리둘레, 혈압, 공복 시 혈당, 공복 시 지질농도를 평가하여 환자가 당뇨, 고혈압, 고지혈증이 있는지를 확인해야 합니다. 어느 하나라도 있다면 이에 대한 충분한 치료의 선행이 필요합니다. 항정신병약물 투여 후 체중증가, 혈당 증가, 지질대사 이상을 예방하기 위하여 정기적인 검사가 필요한데, 일반적으로 추천되는 각 검사 일정은 다음과 같습니다.

	투여 후 4주	투여 후 8주	투여 후 12주	3개월에 한 번씩	1년에 한 번씩	최소 5년에 한 번씩	기저 시점
개인력/가족력	X					X	
체중	X	X	X	X	X		
허리둘레	X					X	
혈압	X			X		X	
공복시 혈당	X			X		X	
공복시 지질농도	X			X			X

혈액학적 이상

치료저항성(난치성) 조현병 환자에서 뛰어난 치료효과를 나타내는 클로자핀 경우에는 투여 받는 환자의 약 1% 정도에서 잠재적으로 위험한 무과립구증이 발생할 수 있습니다. 이 무과립구증 위험성은 특히 초기 8-12주 이내에 가장 높은 것으로 알려져 있습니다. 따라서 클로자핀을 투여하기 시작한 후 18주까지는 주 1회, 그 이후에는 월 1회 백혈구분획검사를 포함하는 혈액검사를 시행합니다. 그러나 이 무과립구증 발생에는 인종적인 차이가 있는 것으로 알려져 있는데, 클로자핀이 도입된 후 현재까지 국내에서 무과립구증 발생율은 외국에 비해 훨씬 낮은 것으로 알려져 있습니다.

비전형 심전도 이상

항정신병약물 중 지프라시돈은 심전도에서 QTc 간격이라는 것을 지연시킬 가능성이 있습니다. 따라서 부정맥이 있거나 혹은 QTc 간격을 지연시키는 것으로 알려진 다른 약물을 복용하고 있는 경우에는 지프라시돈을 투여하지 않는 것이 권장됩니다.

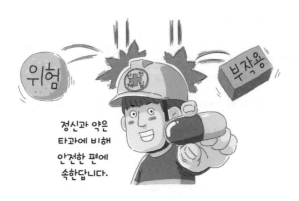

인지행동치료는 조현병에서 어떻게 하나요?

　인지행동치료는 아론 벡이 원래 우울과 불안을 치료하기 위하여 개발한 심리치료법으로, 이를 조현병의 치료에 도입한 것입니다. 아론 벡은 이미 1950년대에 정신병 증상이 있는 환자에게 인지적 접근을 시도했지만 이후 별로 행해지지 않다가, 1990년대에 들어서야 다시 주목을 받게 되었습니다. 이후 많은 연구자들이 인지행동치료가 조현병 증상완화에 도움이 된다는 것을 보고하였습니다.

　인지행동치료란 부적응의 원인이 되는 왜곡된 생각을 직접 교정하는 인지치료와 부적응 행동을 교정함으로써 증상을 줄이거나 없애는 행동치료를 합쳐서 일컫는 말입니다. 일반적으로 정신치료가 무의식적 욕구나 성격적 문제들을 개선하는 것을 목표로 한다면, 인지행동치료는 증상을 일으키는 특정한 생각이나 행동 자체를 바꾸는 것을 목표로 합니다.

흔히 삶의 문제들은 원인과 그로 인한 결과의 연관성을 잘못 이해하거나 부정적으로 생각하는 등 인지왜곡이라고 하는 잘못 생각하는 습관 때문에 일어나게 됩니다. 조현병 환자의 경우 자신과 세상에 대한 엉뚱하거나 사리에 맞지 않는 왜곡된 생각을 하기 때문에, 자신과 세계에 대한 믿음이나 그에 따른 감정적 반응을 다루는 인지행동치료가 도움이 됩니다.

예를 들면, 지나가는 사람이 흘끔 자신을 쳐다보는 경우 '저 사람은 나를 싫어하는 거 같아'라고 생각한다면, '우울한' 기분이 들 수가 있고 '사람들을 피하게' 되는 행동을 할 수가 있습니다. 만약 '저 사람이 안 좋은 일이 있었나 보네'라고 생각한다면, 우울한 기분은 들지 않을 것이고, 사람들을 피하게 되는 행동도 하지 않을 것입니다. 이처럼 치료자와 함께 자신에게 있는 부적응적 생각을 돌아보고 보다 합리적 생각으로 바꾸는, 즉 '생각 또는 행동하는 습관을 바꾸는 훈련이다' 라고 이해하면 쉽겠습니다.

무엇보다도 인지행동치료는 증상이 일으키는 심리적 고통을 줄이고 삶의 문제에 대처할 수 있도록 도와줍니다.

인지행동치료는 효과적일까요?

그렇다면 인지행동치료가 과연 효과적인지에 대해 알아보겠습니다. 아론 벡이 정신병 치료에 인지치료를 도입한 이후 조현병 환자를 대상으로 시행된 많은 연구들이 인지행동치료 효능에 대해 보고하였습니다. 이러한 노력들을 통하여 인지행동치료는 영국 임상진료지침에서 모든 단계의 조현병 환자에게 적용할 수 있는 개인정신치료 방법 중 하나로 권장되고 있으며, 미국 임상진료지침에서도 효과가 있는 치료법으로 인정받고 있습니다.

일반적으로 인지행동치료는 조현병의 환청이나 망상 등 양성증상 및 대인관계기피나 위축된 생활 등 음성증상에 효과가 있다고 합니다.

조현병은 만성화 경향이 있기 때문에 치료를 지속하는 것이 매우 중요한데, 약물치료를 시작한 환자의 약 42%가 중도에 치료를 중단한 반면 인지행동치료를 시작한 환자는 약 12%만이 치료를 중단할 정도였습니다. 이렇게 환자들이 치료를 잘 지속한다면 재발가능성이 더 줄어들게 되는 것은 당연할 것이므로 인지행동치료가 크게 도움이 될 것입니다.

그리고 인지행동치료는 치료가 종료된 이후에도 환자들이 자신의 증상을 극복하는 데 도움이 되는 유용한 기술들을 갖추게 해줍니다. 또한 대인관계에서 자기주장이나 소통훈련을 통해 더 나은 사회생활을 하는 데 효과적입니다.

인지행동치료 목표는 무엇일까요?

조현병 환자가 인지행동치료를 받으면서 일부 정신병 증

상이 호전된다는 보고도 있지만, 인지행동치료는 증상 자체보다는 증상으로 인한 스트레스와 고통을 줄이는 것이 목표가 됩니다. 또한 환자가 자신의 경험에 대해 이해하고 스스로를 관리할 수 있는 능력을 높여주고, 이를 통하여 앞으로 병이 재발될 위험성을 낮출 수 있습니다. 또한 조현병에 흔히 동반되는 우울증상과 불안증상 등 불쾌한 기분을 낮게 하는 데 도움이 됩니다.

인지행동치료는 어떻게 실시될까요?

인지행동치료는 개인 또는 집단으로 실시할 수 있습니다. 대개 주 1회, 12번 내지 20번 치료를 실시합니다. 1회 치료시간은 1시간 전후이나, 횟수와 시간은 환자에 맞게 조정될 수 있습니다. 참고로 말씀드리면, 25-30분 정도로 환자 사정에 따라 줄이는 경우도 적지 않습니다.

인지행동치료 방법은 무엇일까요?

치료를 하는 동안 환자가 적극적으로 치료에 참여하는 것이 중요합니다. 환자가 자신의 생각과 경험을 표현하면서 치료가 시작됩니다. 증상을 평가하는 설문지를 작성하는 것은 증상변화를 관찰하는 데 도움이 됩니다.

ABC 모형은 원래 엘리스와 하퍼가 혼란스러운 경험을 정리하는 데 도움을 주기 위해 개발하였습니다. A는 특정한 감정과 행동을 '촉발 사건(A, Activating events)'을 지칭하며, 이로 인한 '결과(C, Consequence)'로서 어떤 감정을 느끼고 행동을 하게 됩니다. 즉 사건은 결과를 유발하게 됩니다. 그런데 이런 사건의 결과 즉, 반응은 우리의 '생각이나 믿음(B, belief)'에 따라 흔히 달라지게 됩니다. 예를 들자면, '아무도 나를 좋아하지 않을 것이다'라고 생각하거나 믿는(B) 사람이 있다면 그 결과(C)로 기분이 좋지 않고 슬플 것이지만, 만약 '어떤 사람은 날 좋아하고 어떤 사람은 날 싫어할 것이다'라고 조금 다르게 생각을 바꾼다면, 덜 우울하고 사람들과 좀 더 어울릴 수 있을 것입니다. 이렇게 인지행동치료에서는 특정상황에 대해 생각하는 방식을 바꿈으로써 부정적인 기분이나 행동을 줄이는 훈련을 하게 됩니다.

인지행동치료에서 사용하는 몇 가지 기법을 소개하면 다음과 같습니다. 치료자는 환자가 언급한 생각이나 감정에 대해 이를 지지하는 근거와 지지하지 못하는 근거를 제시해 보도록 환자에게 요구하게 됩니다. 이를 통해 환자는 자신의 사고의 오류를 발견하고 보다 보편적이고 균형잡힌 사고로 수정하게 됩니다. 일련의 이런 질문들은 '소크라테스식 문답법'이라고 합니다.

'현실검증기법'은 환자가 믿는 사실에 대해 현실성을 검증하기 위해 증거를 찾아보는 것입니다. 예를 들어, 거대한 나방이 사람을 잡아먹을 것이라고 믿는 사람이 있다면, 나방은 실제 1-2주밖에 살지 못하고 이가 없어 사람을 먹지는 못한다는 사실을 찾아보는 것이 도움이 됩니다.

'행동실험'은 이웃이 일부러 자신을 위협하려고 기침을 한다고 믿는 환자가 있다면, 기침과 관련된 의학프로그램을 보거나 텔레비전 드라마에서 기침을 하는 사람들을 관찰함으로써 기침을 할 수 있는 다른 여러 가지 경우가 있다는 것을 배우는 것입니다.

스트레스-취약성 모형을 배움으로써 환자는 스트레스를 유발하는 여러 가지 요인들과 이에 대한 대처방법 또는 신체질환 등 상호작용으로 인해 병이 발생할 수 있다는 것을 배우게 됩니다.

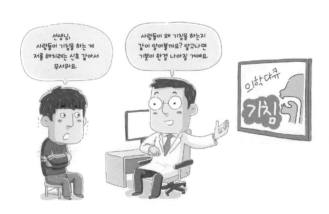

인지교정 외에도 스트레스 관리훈련이나 자기주장훈련, 소통기술훈련, 문제해결기술훈련 등을 통해 일상적인 문제에 적절

히 대응하는 기술 등도 배우게 됩니다.

인지행동치료로 도움을 받을 수 있습니다.

우선 조현병 치료에서는 약물치료가 일차적인 치료이며, 인지행동치료는 보조적인 치료라는 점을 강조하고 싶습니다. 약물치료로 급성기 증상이 안정된 이후라면 추가적 증상호전을 위해 인지행동치료를 적용할 수 있습니다. 환청이나 망상 등의 증상에 대한 부적응적 반응으로 인해 고통을 받거나, 우울이나 불안이 동반된 경우에 특히 도움이 됩니다.

재활치료는 조현병에서 어떻게 하나요?

조현병을 치료하는 궁극적 목적은 일상적 생활을 영위하기 위함입니다. 조현병 증상으로 환청이나 망상 등 양성증상이 있지만, 이 증상들이 없어진다는 것이 곧 일상생활로의 복귀를 의미하는 것은 아닙니다.

실제로 만성화된 조현병의 경우 특정할 만한 양성증상이 관찰되지 않는 경우도 드물지 않습니다만, 그렇다고 그 분들의 일상생활이 '정상적'으로 이루어지는 것은 아닙니다. 많은 경우 취업을 하지 못하고 있으며, 또 많은 경우 독립적 생활을 하지 못하고 있습니다. 그래서 조현병으로 고통받고 있는 분들의 최종목표는, 다름 아닌 취업과 독립적 생활 그리고 그에 따른 삶의 질 향상이라고 볼 수 있습니다.

한 명의 사회구성원으로서 직업을 가지고 삶을 독립적으

로 살아갈 수 있다면 환청이 약간 있거나 남들이 안 하는 생각에 잠시 몰두한다고 하더라도 더 나은 삶의 질을 영위할 수 있을 것입니다. 이 장에서는 취업을 위한 직업재활과 독립적 삶을 위한 사회재활치료에 대한 소개를 하고자 합니다.

직업재활은 왜 필요할까요?

조현병 환자들에게 취업이 가지는 의미는 일을 통해 사회 구성원으로서 정체성을 가지고 자기실현을 한다는 것도 있지만, 다음과 같은 중요한 기능 또한 포함합니다. 정신적 기능을 회복하고 정신건강을 유지할 수 있게 하며, 일을 함으로써 잠재된 능력을 개발하고 사회적 역할을 함에 따라 자신에 대한 긍정적인 개념을 가질 수 있고, 일에 따른 경제적 보상으로 소비 활동을 통해 자신만의 독립적인 삶을 계획할 수 있게 됩니다.

조현병 환자들이 취업을 하는 과정은 다양할 수 있습니다. 발병 전 기능이 손상되지 않았거나 일상적 기능이 회복된 경우 독립적으로 자신의 취업을 준비할 수 있습니다. 기능이 아직 회복되지 못한 환자들의 경우는 직업재활이라는 구조적이고 체계적인 치료를 통해서 부족한 사회적 역할을 충족시키고 지속적으로 수행할 수 있도록 도움을 받습니다.

조현병 환자 취업은 여러 가지 형태를 가집니다.

보호작업장

일반취업장에서 작업수행에 어려움이 있는 환자들에게 적절한 보호가 있는 작업환경에서 보수가 있는 취업의 기회를 제공하여 직업적 욕구를 충족시키기 위한 보호작업장 프로그램으로, 환자의 직업기능 및 스트레스 관리능력에 따라 업무 내용, 근무시간 등을 정신보건전문가와 상담을 통해 조절하면서 외부취업을 위한 기능훈련을 할 수 있습니다.

임시취업

다음은 임시취업을 정신보건 전문요원이나 재활전문가로부터 지도를 받으면서 기업 근무지에서 실제적으로 작업을 하는 형태입니다. 보호작업장과 실제 취업 사이 중간 단계로서 독립적 정식고용 준비가 필요한 환자들이 할 수 있는 형태입니다. 정신보건기관 또는 직업재활기관이 기업과 계약을 맺고 관리자는 환자로부터 취업장의 규칙을 준수하고 자신의 맡은 일에 책임을 진다는 약속을 받고 업무역할을 구체적으로 배정합니다. 임시취업은 일반 근로자의 업무와 유사한 형식을 띠는데 관리자가 현장에서 대상자의 업무적응에 대한 관리를 하기도 합니다. 임시취업에서는 고용주와 근로자들이 대상자가 정신장애를 가지고 있다는 것을 알고 있습니다.

독립취업

독립취업은 환자가 직업을 구하고 유지하는 모든 과정을 스스로 해내는 것으로 관리자가 직업을 함께 찾거나 유지에 대한 상담을 지속하면서 환자가 가지는 어려움을 지지해주는 역할을 수행할 수 있습니다.

취업의 형태에 상관없이 취업한 대상자들이 일을 하면서 경험하는 스트레스를 최소화하고 대인관계를 잘 해 나갈 수 있도록 지속적인 상담이나 자조모임을 통해 지지나 격려를 받을 수 있도록 하는 것도 매우 중요합니다.

독립생활은 어떻게 할 수 있을까요?

낮병원

낮병원 프로그램은 정신질환 치료를 받으며 어느 정도 회복이 되었지만, 당장 사회로 복귀하는 데 다소 어려움이 있으며 약물치료 유지와 단체생활에 협조 가능하며 재활치료를 받고자 원하는 환자들을 대상으로 합니다. 구체적인 예는 다음과 같습니다.

- 입원치료 중 퇴원을 앞두고 있는 경우
- 입원치료 중 어느 정도 회복되어 퇴원이 가능하나 학업이나 직장으로 돌아가기 미흡한 경우
- 입원할 정도로 심하지는 않지만, 증상조절이 필요한 경우
- 집에서 무료하게 지내고 있어 낮 동안 규칙적인 생활과 사

회적응 과정이 필요한 경우

- 외래진료 중으로, 보다 집중적인 치료를 원하지만 입원을 원하지 않는 경우
- 입원할 정도로 심하지 않지만, 사회기술 및 대인관계 능력이 미흡하여 사회 복귀에 어려움이 있는 경우

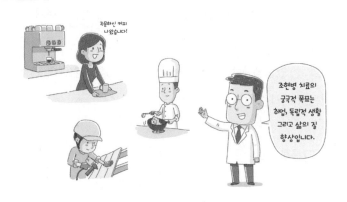

주거재활

주거재활 시설은 넓은 개념으로는 정신질환을 앓았거나 앓고 있는 사람이 지역사회 거주자가 되어 독립적으로 생활해 가는 모든 비입원시설을 의미합니다. 정신건강복지법 제26조에서는 생활시설을 '정신질환자 등이 생활할 수 있도록 의식주 서비스를 제공하는 시설'로 정의하고 있습니다.

주거재활은 일반적으로 오랜기간에 걸쳐 입퇴원을 반복하면서 사회적 기능의 약화, 지역사회로의 복귀에 필요한 기능

의 소실 및 사회적 지지체계의 상실을 겪고 있는 조현병 환자들에게 가족의 보호부담을 덜어주고 불필요한 입원을 방지하고, 지역사회에서 재활과 재적응을 효과적으로 도우며 삶의 질을 향상시키고 정상화시킬 수 있다는 측면에서 매우 중요합니다. 또한 대상자의 요구와 기능, 상태에 따른 다양한 단계의 주거시설이 지역사회 내에 설치된다면 치료 연속성 측면에서 도움이 될 수 있고, 퇴원한 환자가 지역사회에 적응하면서 경험하는 스트레스로 인한 재발을 예방하면서 지역사회에 재적응할 수 있도록 돕는 것이 가능해집니다. 지역사회에서 운영되는 주거시설 형태는 다음과 같습니다.

- **그룹홈**

  가장 일반적인 주거시설의 형태로 24시간 사례관리자가 상주하고 있으며 보호와 지지를 받는 곳입니다. 환자가 일정 정도 자기관리능력을 가지고 있으나 가정에서 생활하기 어려운 대상자에게 주거, 생활지도, 교육 등 서비스를 제공하며 자립 및 사회적응을 지원하는 시설입니다.

- **중간집**

  병원에서 퇴원하여 지역사회 적응능력 향상이 집중적으로 필요한 대상자에게 24시간 집중적인 재활 프로그램과 관리가 이루어지는 곳입니다. 병원과 지역사회를 연결하는 중간역할을 하는 시설로, 주거시설 내에서 제공되는 사회적응, 일상생활, 증상관리 등 단기간의 재활 및 훈련 서비스를 통해 그룹홈, 가정, 독립 생활로 정착을 위한 훈련을 받게 됩니다.

- **반독립 및 독립 주거시설**

  반독립 시설은 사례관리인이 24시간 상주하지 않고 최소한의 지지역할만을 제공하는 형태입니다. 독립 주거시설은 대상자에게 모든 생활의 책임과 자유 그리고 자율성이 보장되며 일반 주민과 동일한 생활을 할 수 있는 곳입니다.

사회기술훈련

사회기술훈련이란 의사소통을 통해 대인관계 효율성을 향상시키는 훈련을 말합니다. 사회기술훈련은 환자에게 일상생활을 영위해 나가는 데 필요한 대화기술을 익힐 수 있도록 합니다. 즉 환자가 사회에서 독립적으로 살아갈 수 있도록 돕기 위해서 환자에게 결핍된 기술을 다양하게 가르치는 것입니다. 일반적으로 자존감 회복, 자기관리, 재발 방지, 협력적 관계유지, 스트레스 관리, 사회적 기능향상 등의 방법이 있습니다. 사회기술훈련 최종목표는 환자의 약해진 대인관계기술을 향상시켜 자신감을 회복하고 자기관리를 철저히 하여 사회적 역할을 담당하고 재발을 방지하는 것입니다.

사례관리

조현병 환자들이 정상적 일상생활을 하기 위해서는 복합적이고 동시다발적 문제를 해결해야 하는 경우가 종종 있습니다. 사례관리는 조현병 환자와 가족들이 질환을 관리하면서 일상생활을 건강하게 유지할 수 있도록 돕는 총체적 서비스를 말합니다. 사례관리는 환자요구에 따라 개별화되어 제공되고 있으며 개인욕구와 제공기관 전문성이 서로 조화롭게 어우러지고 연속적으로 제공될 수 있도록 하고 있습니다.

사례관리 서비스과정은 서비스가 필요한 대상자와 사례관리자 간 만남으로부터 시작됩니다. 사례관리 서비스는 대개 지역사회 정신건강복지센터에서 제공되는데, 정신건강복지센터에서는 환자를 만나 사례를 접수한 뒤 환자의 상황을 고려해 제공될 구체적인 서비스와 독립생활을 영위할 수 있는 능력 등을 평가합니다. 이 단계에서 사례관리자는 환자가 가지고 있는 사회적 지지체계, 장단점, 복합적 욕구와 문제 등에 관한 전반적인 자료를 수집하고 분석하게 되며, 환자와 함께 목적과 목표를 수립하고 구체적인 실천행동을 계획하게 됩니다. 이후 사례관리자와 환자, 그리고 가족은 계획을 실행하기 위한 서비스를 주고 받으며 필요에 따라 다양한 지역사회 자원과 연결하기도 합니다. 이후 제공된 서비스 내용에 따른 대상자 변화정도, 만족도 등을 함께 평가하는 과정 등을 통해 상황에 맞는 서비스로 발전시켜 나가게 됩니다.

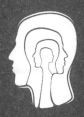

4

그리고, 소중한 삶은
계속 되죠...

솔직히, 조현병이란 진단을 인정하는 게 괴로워요.

조현병에 걸렸는데 아이를 가져도 될까요?

가족이 흔히 겪는 고통에 대해 알려주세요.

가족은 어떤 태도를 가져야 하나요?

위기상황에서는 어떻게 대처해야 하나요?

조현병에 대한 오해와 편견을 알려주세요!

창의성이 조현병과 관련이 있다고요?

마지막으로 몇 가지만 더 물어볼게요.

솔직히, 조현병이란 진단을 인정하는 게 괴로워요.

조현병 진단, 그것을 인정하는 것은 사실 쉽지 않습니다.

누구든지 자기 자신이나 가족이 조현병으로 진단을 받는다면 적잖은 혼란과 두려움을 갖게 될 것입니다. 어떤 사람들은 '나에게 왜?'라는 의문을 갖게 될 것이고, 혹자는 '하필이면 사람들에게 낙인처럼 인식되는 정신병에 걸렸을까?', 아니면 '이 병을 말하면 주변 친구들과 친척들이 어떻게 대해줄까?'와 같은 부정적 인식에 대한 걱정과 두려움이 생길 것입니다.

또 대부분 환자와 가족은 공통적으로 병의 치료와 예후에 대한 두려움으로 '이 병이 치료될 수 있을까?', '어떻게 알약으로 마음의 병을 치료한다는 거지?', 또는 '나는 예전처럼 정상적으로 살아갈 수 있을까?'와 같이 병과 치료법에 대한 의문 그리고 자신의 일상생활에 미치게 될 영향에 대해 고민하지 않을 수 없습니다. 이렇듯 조현병을 진단받은 후에 환자들이 느끼는 감정과 혼란은 지극히 당연한 것입니다.

반면에, 어떤 분들은 진단을 받기 전에 경험했던 환각, 망상, 또는 행동 증상이 무엇인지 알게 되면서 오히려 안심하게 되고, 이 상태가 치료가능하고 여러 치료법들을 선택할 수 있다는 것을 알게 되고 난 후 안도감을 느끼기도 할 것입니다. 이처럼 사람들은 조현병의 진단을 받고 나면 다양한 느낌과 감정을 갖게 되고, 걱정과 두려움에 수많은 의문점들을 해결하기 위해 더 많은 정보와 지식을 얻고자 노력할 것입니다.

병에 걸렸다는 자각이 중요합니다.

조현병 치료가 성공하는 데에 가장 중요한 것들 중 하나는 환자와 가족들의 병식입니다. 어쩌면 이 책을 발간하는 중요한 목적 중 하나는 올바른 병식을 얻도록 도와드리는 것일지도 모르겠습니다. 병식이란 현재 자신이 병에 걸려 있다는 자각을 말하며, 그 수준이 높을수록 치료에 임하는 자세가 자발적이고 주체적이 되며 병을 이길 수 있는 원동력이 됩니다. 그러나 조현병 환자들과 가족 중 일부는 낮은 병식을 보이는 경우도 종종 있습니다.

예를 들어 2형 당뇨병과 조현병을 비교해 설명하고자 합니다. 두 질환은 매우 다르지만, 유전과 환경의 영향이 복합적으로 원인이 될 수 있는 점, 일생 가까이 치료가 필요하다는 점, 비록 치료법은 발전해 오고 있지만 아직까지 완치할 수 있는 치료법이 개발되진 못한 점, 그리고 자신의 병적 상태에 대한 통제가 지속적으로 필요하다는 점에서 유사점이 있다고 할 수 있습니다.

그러나 두 질환을 진단받은 후 대처방식은 상당히 다를 수 있습니다. 당뇨병은 다식, 다음, 다뇨 등의 증상과 더불어 혈액검사 수치가 기준치를 초과하는 경우에 진단이 이뤄지고 이 진단을 그대로 비교적 쉽게 받아들일 수 있습니다. 하지만 조현병의 경우는 자신만의 경험과 생각뿐만 아니라 전반적인 행동양상을 토대로 진단이 결정되므로 치료자의 진단을 쉽게 믿으려 하지 않을 수도 있습니다.

또한 진단을 받은 후에도 당뇨병 경우는 의사 권유대로 약물복용을 규칙적으로 하고, 스스로 식이조절과 운동을 시작하든지, 과음을 피하든지 자신의 일상생활에서도 적극적인 대처를 시도하지만, 조현병 경우는 약물복용에 거부감을 표현하고, 사회적 회피와 위축된 생활을 영위하는 경우가 많습니다.

이렇듯 두 질환에 대한 병식과 대처방식 차이는 어떤 결과를 초래할까요? 당뇨병은 꾸준한 치료와 더불어 비교적 정상적 생활이 가능한 반면에, 조현병은 그렇지 못한 경우가 많습니다.

이와 같이 질환에 대한 병식은 매우 중요합니다. 여기서 정신장애에 통용되는 병식에 대한 수준에 대하여 알아보겠습니다. 어떤 경우는 자기가 병 들었다는 사실을 전적으로 부정할 수도 있고, 또 어느 정도는 알지만 그 원인이 신체질환이나 외부적 요인 혹은 타인에게 있다고 여길 수도 있습니다. 지적 병식이 있을 경우에는 환자가 병이 있다는 것을 인정하기도 하나, 이런 지식이 행동으로 연결되지 않는다는 데에 그 한계가 있습니다. 반면에 정서적 병식이 있을 때에는 동기와 깊은 정서적 경험을 스스로 알고 이를 통해 자신의 성격이나 행동양상을 바꾸게 됩니다.

병식의 몇 가지 구분을 해보면 다음과 같습니다.

1. 질병의 전적인 부정
2. 병이 있고 도움이 필요한 상태라는 인식이 조금 있으나 동시에 그렇지 않다고도 생각함(부정).
3. 병이 있음을 인정하나 그 원인이 기질적 요인이나 외적 요인, 혹은 타인에게 있다고 봄.
4. 병이 있음을 인정하나 그 원인이 환자 자신 속에 있는 무엇인가 알 수 없는 것 때문이라고 여김.
5. 지적 병식: 자기가 병이 있다는 걸 인정하고 증상과 적응실패가 자신의 비합리적인 정서와 심리적 장애 때문임을 알지만 그러한 이해나 지식이 행동으로 이어지지는 않음.
6. 진정한 정서적 병식: 환자자신과 자신의 일생에 중요한 인물들의 동기와 느낌을 잘 알고, 그러한 인식이 행동

으로 옮겨져서 행동에 근본적 변화가 일어남.

따라서 병식수준이 높을수록, 즉 질환에 대한 진정한 정서적 통찰이 높을수록 자신의 병에 대한 대처방식 수준이 향상되고, 일상생활에 미치는 병의 영향을 최소화할 수 있을 것입니다. 조현병 환자들에서 병식수준이 향후 삶의 질 향상과 회복수준에 큰 영향을 미치고 있다는 것은 이미 널리 알려져 있습니다. 병식 자체가 직접적인 영향을 미칠 수도 있고, 한편으론 약물과 치료를 잘 받아들이고, 대처를 적절히 하여 삶의 질을 높이고 병의 회복에 영향을 미치기도 합니다. 이렇게 병식의 수준을 높이면 정상적인 일상생활을 해내는, 즉 '병으로부터의 회복'이 가능해질 것입니다.

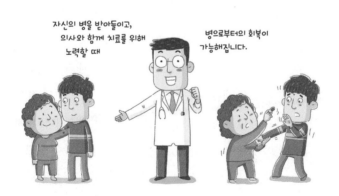

자신의 병을 받아들이고,
의사와 함께 치료를 위해
노력할 때

병으로부터의 회복이
가능해집니다.

조현병 진단을 받은 후엔 어떻게 해야 할까요?

　조현병을 진단받고 나면, 그 후로는 치료진들과 함께 다음과 같은 과정을 거치게 됩니다. 우선 자신의 치료와 삶의 목표를 확인하고, 목표를 성취하는 방법을 함께 탐색합니다. 두 번째는 증상을 조절하는 데 필요한 치료방법과 환자에게 가장 적합한 치료 형태를 함께 결정하게 됩니다. 마지막으로 환자의 임상상태와 치료수준이 규칙적으로 모니터링이 되고 있는지, 적합한 정보와 지원을 받고 있는지를 확인하게 됩니다.

　토레이 박사는 조현병 환자의 권리와 책임에 대해 다음과 같이 주장합니다. 조현병 환자의 권리는 첫째, 질병을 앓고 있는 동안 안전하게 보호받아야 하고 스트레스가 적은 환경에서 생활하여야 합니다. 외부 부정적 인식과 상해로부터 혹은 자해 위험성에서도 보호받아야 한다고 역설하고 있습니다. 둘째, 질병에 대한 적절한 치료를 받을 권리가 있습니다. 여기에는 정신과적 약물 혹은 면담치료뿐만 아니라 내과적 치료와 사회성 훈련 같은 재활치료도 포함됩니다. 셋째, 자신의 질병, 치료 그리고 재활에 대한 정보를 얻을 권리가 있습니다. 환자가 주치의와 동반자로서 치료에 참여하게 되면 환자 상태와 가능한 다양한 치료법들 중 자신에게 최적화된 방법을 상의할 것이고, 주치의는 치료방법뿐만 아니라 자기 인생의 우선순위를 스스로 결정할 수 있도록 많은 것들을 신중하게 검토할 것입니다. 또한 환자가 의문이 드는 것은 무엇이든 상의한다면,

주치의는 그에 성심껏 답하려 노력할 것이며 어떤 걱정거리이든지 함께 고민하려고 애쓸 것입니다.

마지막으로 토레이 박사가 제안한 조현병 환자의 책임도 소개합니다. 첫째, 질병을 인정하고 받아들여야 합니다. 둘째, 치료자와 협조해야 합니다. 즉 의사 충고를 경청하고, 자신이 겪은 증상에 대하여 솔직하고 정확하게 이야기하며 의사 충고를 따라야 할 책임이 있습니다. 셋째, 질병에 대한 지식을 가능한 많이 습득해야 합니다.

이렇게 환자가 스스로 책임과 권리를 모두 잘 지켜나가며, 위와 같은 방식으로 치료진과 함께 치료에 참여를 하게 된다면, 환자는 자신을 돌보는 치료진과 동등한 자격을 갖게 되고, 치료에 가장 적합한 정보를 얻게 될 것이고, 가장 최적화된 치료를 받을 수 있는 준비가 된 것입니다.

조현병에 걸렸는데 아이를 가져도 될까요?

조현병에서 임신과 유전에 대한 상담은 전문가들도 참 어렵습니다. 상담하는 사람 입장이 어렵기 때문에 받는 사람 입장에서는 만족스런 답을 듣지 못하는 경우가 빈번합니다.

그 첫 번째 이유는 다양한 질문에 답할 수 있을 만큼 연구 결과가 충분하지 못하기 때문입니다. 두 번째 이유는 여러 가지 결정을 내리는 데에 환자 본인이나 가족의 성격, 가치관, 종교, 인간관계 등 다양한 요인이 작용하기 때문입니다.

우선 병의 유전에 대해서 이야기해 볼까요? 피를 나눈 가까운 친척 중에 조현병 환자가 있는 경우는 그렇지 않은 경우보다 이 병에 걸릴 확률은 확실히 높습니다. 이것은 가족 간에 생김새나 성격이 닮고, 재능이나 취향이 닮고, 고혈압, 당뇨 등병에 걸리는 체질이 닮는 것을 보면 쉽게 이해할 수 있습니다.

이 모든 특성을 결정짓는 데에 유전적 요인이 작용을 하게 됩니다.

그런데 반대로, 부모 자식 간이나 형제간에 서로 다른 점은 어떤 것이 있나 찾아본다면 닮은 점과 비교하기 어려울 정도로 또한 무수히 많을 것입니다. 즉, 어떤 사람에게 조현병 환자인 부모나 형제가 있다고 해도, 비록 병에 걸릴 가능성이 보통 사람들 보다 높다고는 하지만 병에 걸릴 확률보다는 병에 안 걸릴 확률이 월등히 더 높습니다.

태어날 아이가 병에 걸릴 확률이 어느 정도일 때 '괜찮다'고 받아들일 수 있을지는 사람마다 다를 것입니다. '병에 걸릴 가능성이 보통사람들보다 조금이라도 높으면 아이를 갖지 않겠다'고 생각하는 사람도 있을 것입니다. 반대로, '안 걸릴 가능성이 훨씬 높은데…', '인생의 모든 문제를 확률적으로 계산해서 피해갈 수는 없다', '닥치면 잘 해결하고 살아야지'라고 생각하는 사람은 크게 고민하지 않고 아이를 가질 것입니다. 또 임신이 계획하지 않은 상태에서 되어버릴 수도 있습니다. 우연한 임신을 자연스레 받아들일 것인지, 꼭 준비하고 계획해서 임신할 것인지는 윤리적, 종교적 가치관도 작용하게 될 것입니다.

모든 의사결정 과정에서 관련된 당사자들이 주치의와 충분히 얘기를 나누는 것이 좋습니다. 주치의가 만났던 다른 환자들에 대한 경험담을 들어보는 것도 도움이 될 것입니다. 그런 후 환자와 가족들이 서로 간에 시간을 가지고 의견을 나누고 수렴해가는 과정이 필요합니다. 환자의 경우가 아니더라도 모든 임신이 마찬가지겠지만, '왜 아이를 가지려고 하는가?', '아이가 없이 사는 것은 어떤가?',' 부모의 역할은 무엇인가?', '내 아이에게 제공해 줄 수 있는 심리적, 경제적, 사회적 환경은 어떨까?'라는 근본적이면서도 현실적인 질문을 던지면서 충분히 고민해야 할 것입니다. '어른들의 압력 때문에', '병을 숨기고 결혼했으니까', ' 결혼 관계를 유지하기 위해서' 등이 임신의 주된 이유라면, 상당한 어려움을 겪게 될 수도 있을 것입니다.

양육에 관한 계획을 세워야 합니다.

임신에 관한 상담을 하면서 느껴온 것인데, 많은 경우 '아이가 건강하게 태어날 것인가?'에 관한 관심에 비해 '아이를 잘 키울 수 있을까?'에 대한 관심은 상대적으로 적은 것 같습니다. 아이의 양육에 대한 현실적 판단은 때로 환자 본인 보다 주위에서 더 객관적으로 해 줄 수 있습니다. 양육과정에서 환자인 엄마 혹은 아빠가 어느 정도 역할을 할 수 있을 것인가, 주위로부터 받을 수 있는 도움은 어느 정도인가 등을 잘 고려해야 합니다.

아이를 양육하는 일이 조현병 경과나 치료에 미치는 영향은 양면적이라 할 수 있습니다. 여러 가지 책임과 부과되는 일이 많기 때문에 환자에게 스트레스가 되고 가족관계에서 갈등이 생겨날 수도 있습니다. 반면에 아이가 가져다주는 기쁨과 함께 모성애 혹은 부성애에서 나오는 긍정적인 에너지, 혈연관계로 엮이면서 더 공고해지는 가족 간 유대, 약물복용이나 치료에 더 적극적일 수 있는 동기부여 등 긍정적인 측면도 많습니다.

아이가 자라면서 어머니나 아버지가 조현병 환자인 것에 대해 어떻게 이해하고 받아들일까 하는 것도 반드시 생각해야 합니다. 환자의 자녀 중에는 병을 창피하게 생각 하는 경우도 있지만, 또래 아이들에 비해 성숙하고 어머니나 아버지의 치료를 적극적으로 돕는 아이들도 있습니다. 환자의 배우자나 다른 가족들이 환자를 어떻게 생각하고 어떻게 대하느냐가 아이 마음에 큰 영향을 미치게 됩니다. 환자의 증상이나 기능이 떨어지는 것에 대해서 비난하고 미워한다면, 아이에게도 그런 마음이 쌓일 수 있을 것입니다. '어머니나 아버지가 다른 부모와 다른 것은 아프기 때문이지 나쁘거나 못난 사람이어서가 아니다', '나를 사랑하는 마음은 다른 부모와 다름없다'라는 것을 알게 해주는 것이 좋습니다. 그리고 어머니나 아버지가 아프기 때문에 힘든 것을 건강한 가족에게 솔직하게 잘 얘기할 수 있도록 도와줘야 할 것입니다.

임신 중에 약을 먹어도 괜찮을까요?

식품의약품안정청은 국내 허가사항을 바탕으로 외국 문헌

정보와 미국식품의약국에서 지정한 '임신 중 약물 안전도 등급' 등을 종합 분석하고 검토해서 '임부금기약물'을 지정했습니다. 이는, '태아에게 매우 심각한 부작용(태아 기형 및 태아 독성)을 유발하거나 유발할 가능성이 높으므로 치료의 유익성이 위해성을 더 상회한다는 명확한 임상적 근거 또는 사유가 없으면 임부에게 처방 또는 조제되어서 안 되는 의약품'입니다. 그 중, 원칙적으로 금지되는 약물을 '임부금기 1등급'으로, 명확한 근거 혹은 사유가 있어서 치료의 유익성을 고려해서 불가피한 경우 사용할 수 있는 약물을 '임부금기 2등급'으로 분류했습니다. 현재 국내에서 사용되는 조현병 치료제인 항정신병약물은 모두 임부금기 2등급에 해당합니다. 또한 조현병 치료에 보조적으로 사용되는 다른 정신과 약물들도 대부분 2등급에 속합니다.

따라서 임신 중에 환자 증상이 악화되어 본인이 힘들거나 건강한 임신유지에 문제가 있을 경우에 약물을 사용할 수 있습니다. 불안하고, 잠을 못 자고, 자신이나 태아 건강관리를 소홀히 하거나 위험한 행동을 하게 될 때, 부득이 약물을 복용하게 됩니다.

그런데 임산부에게 약물을 쓸 경우에는 최소용량을 최단기간에 걸쳐 쓰는 것을 원칙으로 합니다. 임신초기 3개월은 태아 장기가 만들어지는 중요한 시기이기 때문에 약물사용을 특별히 주의하고 가급적 피하는 것이 좋습니다. 출산이 가까워져 약물이 투여되는 경우에는 신생아에게 약물 부작용이나

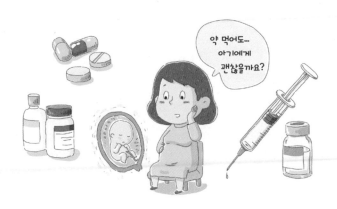

금단증상이 나타날 수 있어서 면밀한 관찰이 필요합니다. 따라서 산모가 복용한 약물에 대해서 산부인과 혹은 소아청소년과 의사에게 반드시 알리고 진찰을 받아야 합니다. 수유를 하게 되면 엄마가 복용한 약물이 유아에게 전달되어 여러 가지 부작용을 일으킬 수 있으므로, 약물복용 중 모유수유는 하지 않는 것이 원칙입니다.

임신 중 약물을 중단하기로 결정한 경우에는 가능한 한 상태가 안정되었을 때 임신을 시도해야 합니다. 원칙적으로 임신직전까지 약물을 복용해도 되지만, 실제로 임신이 되기까지 예상보다 오랜 시간이 걸릴 수 있기 때문에 가능한 한 임신직전까지 약물을 복용하는 것이 어려운 경우가 많습니다.

가족이 흔히 겪는 고통에 대해 알려주세요.

다음은 조현병 환자 가족의 고백입니다.

"다음에는 또 어떤 일이 일어날까 걱정됩니다. 환자를 항상 지켜봐야 합니다. 이제는 육체적으로 정신적으로 지쳐서 더 이상 견딜 자신이 없습니다."

조현병 환자 가족으로서 너무 힘이 듭니다. 목에 커다란 쇠사슬이 감겨있는 것 같은 느낌입니다. 아무것도 할 수 없다는 생각에 우울합니다."

"우리 아이가 발작적으로 이상한 행동을 하기 때문에 마치 칼날 위에서 있는 느낌입니다."

이러한 고백은 조현병 환자의 가족으로서 겪는 고통이 어떤 것인지를 충분히 짐작하게 합니다. 조현병 환자 자신도 병으로 인해 힘들지만, 환자의 가족이 겪는 고통도 적지 않습니다.

가족은 어떤 부담을 지게 될까요?

조현병은 다양한 증상과 사회적·직업적 기능저하를 보이면서 장기간에 걸쳐 악화와 호전을 반복하는 병의 특성 때문에 환자뿐만 아니라 가족들도 여러 면에서 심한 고통과 부담을 겪을 수밖에 없습니다. 이러한 고통과 부담을 '가족부담'이라고 하며, 가족이 환자를 돌보는 과정에서 치르는 정서적, 사회적, 경제적 대가를 의미합니다.

가족부담은 주관적 측면과 객관적 측면으로 나누어서 생각할 수 있습니다. 객관적 부담은 재정, 개인활동, 집안일, 사회생활 등 다양한 영역에서 환자를 돌보는 사람에게서 관찰되는 행동의 변화나 결과를 의미합니다. 주관적 부담은 환자를 돌보는 것과 연관되어 나타나는 고통, 상실감, 걱정 등 모든 정서반응을 의미합니다. 가족부담은 환자증상으로 인한 문제행동 때문에 가족이 겪는 고통, 조현병과 관련된 사회적 낙인 및 의학적 치료와 관련된 비용을 모두 포함합니다.

문제행동은 어떤 것들이 있을까요?

조현병에서는 여러 증상들로 인하여 다양한 문제행동이 일어나게 됩니다. 문제행동이란 집안규칙이나 사회규범을 지키지 않는 행동들로 조현병 환자의 가족들 대부분은 이것 때문에 고통을 겪습니다. 환자의 문제행동 중 어떤 증상에 의한 것이 가족에게 큰 고통과 부담을 주는지에 대해서는 연구마다 결과가 일치하지는 않습니다. 어떤 연구에서는 환각이나 망상 등 양성증상이 더 큰 부담을 준다고 하는 반면에, 다른 연구에서는 무쾌감증, 무감동증, 정서적 철퇴 등 음성증상이 더 큰 고통을 준다고 합니다. 또한 다른 연구에서는 양성증상과 음성증상 모두 가족에게 큰 부담을 준다고 합니다. 결국 증상이 심각할수록 가족 부담이 더 커진다는 것은 대부분 연구가 비슷한 견해를 나타내고 있습니다.

환자가 어떤 행동을 보일지를 예측하기는 매우 어려우므로, 가족은 환자를 항상 지켜보고 감독해야 하는 책임도 떠맡게 됩니다. 환자 때문에 가족이 휴가를 포기하거나 밤잠을 설치는 일도 드물지 않습니다. 조현병이 만성으로 진행되면 가족들은 지치고 또한 간병이 필요한 새로운 의학적 문제가 생기게 되므로 가족부담은 더욱 커질 수 있습니다. 따라서 환자와 함께 생활하는 많은 가족이 일상생활 자체가 위협을 받는 경우가 흔합니다.

가족은 환자를 돌보는 책임 문제를 놓고 서로 갈등하기도 하고 심한 경우에는 이혼이나 별거를 하는 등 가족이 붕괴되는 지경에 이르는 경우도 있습니다. 이러한 부담은 가족에게 큰 스트레스로 작용하여 불안, 우울, 긴장, 죄책감, 좌절감 등 심리적인 문제를 일으킬 수 있습니다. 특히 어머니처럼 환자의 간병을 주로 담당하는 가족구성원에서 이러한 문제는 더 두드러집니다.

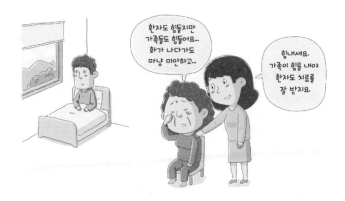

조현병 환자의 가족이라는 낙인도 간과할 수는 없답니다.

낙인이 조현병 환자뿐만 아니라 가족에게도 영향을 끼친다는 것에 대한 인식이 커지고 있습니다. 가족 중에 조현병 환자가 있음으로 인해 주위로부터 거부당할 수 있다는 생각에 이를 비밀로 하거나 숨기는 경우도 있습니다. 조현병 환자의 가족에게 낙인이란 공포, 상실, 낮아진 가족 자존감, 분노, 절망, 무력감을 의미합니다. 가족들은 병을 초래했다고 비난을 받고 때론 공격적이고 해로울 수 있는 환자를 보호하고 있다고 무례한 비판을 받기도 합니다.

심리학자 메리 글렉손 박사는 「낙인: 가족도 고통받는다」라는 글에서 가족으로서 겪는 고통에 대해 잘 표현하고 있습니다. 당시 메리 글렉손 박사의 오빠는 50세로 38년간 조현병으로 치료 받았고 낙인이라는 장벽을 넘기 위해 많은 노력을 하고 있었습니다.

> "정신병이라는 낙인은 나에게 있어 자신감을 잃게 합니다. 낙인은 큰 상실감이며 해결되지 않는 슬픔을 줍니다. 낙인은 치료받을 수 있는 치료적 자원의 접근을 막고 유용한 기술습득을 못하게 합니다. 낙인은 타인의 눈을 피하여 자신을 숨기는 것, 즉 타인으로부터 매도당하는 것을 의미합니다. 이로 인해 자신을 드러내는 것에 대해 갈등하게 됩니다. 낙인은 가족의 자존심을 떨어뜨리고 극도의 부끄러움을 유발하며 자기가치감을 떨어뜨립니다. 낙인은 비밀을 유지해야 함을 의미하며 이로 인해 사람들 사이에 오해를 낳습니다. 정신병이라는 낙인은 분열을 일으키고 남을 믿기 어렵게 합니다. 낙인은 분노를 자아내며 타인들로부터 거리를 두게 합니다. 가장 중요한 것으로서, 낙인은 절망을 의미하며 무기력에 빠지게 한다는 것입니다. 결국 이 모든 것이 모여 자신과 타인에 대한 잠재력을 잃어버리게 합니다."

경제적 부담도 큰 문제입니다.

조현병 환자가 사회생활을 통해 돈을 벌어오는 경우는 드물고, 가족이 환자 진료비와 생활비를 지속적으로 부담해야 하는 경우가 대부분입니다. 조현병이 만성적으로 진행되면서 잦은 재발과 장기입원으로 인해 진료비 부담도 더욱 커지게 됩니다. 국가로부터 재정적인 도움을 받는 경우에는 덜 하지만, 그래도 그렇지 않은 경우에는 가족이 감당해야 하므로 큰 부담을 느끼게 됩니다.

가족에 대한 편견이 죄책감을 만듭니다.

조현병의 원인이 가족관계에 문제가 있기 때문이라는 가설 때문에 환자가족이 비난의 대상이 되고 그들의 죄책감을 가중시켰던 것이 사실입니다. 환자에 대한 죄책감이 클수록 가족이 느끼는 고통과 부담은 무거워집니다. 그러나 실제로는 특정한 가족형태가 조현병 발병과 연관이 되어있다는 근거는 없습니다. 다만, 가족이 환자에 대하여 지나친 비판, 공격성, 적개심, 과잉보호 등 감정 표현이 높은 경우에 조현병 환자의 재발률이 높은 것은 사실입니다. 따라서 가족 교육 및 치료를 통해 가족들의 감정표현을 줄여준다면 병의 재발률을 감소시키는 데 도움이 됩니다.

가족부담을 줄이는 방안이 절실히 필요합니다.

가족들이 느끼는 고통이나 부담은 사회지원망을 통해 적절한 도움과 지지를 받는 경우 줄어드는 것으로 알려져 있습니다. 가족들의 자조모임이나 강력한 권익 옹호단체가 필요합니다. 또한 지역사회에 기반을 둔 상호유기적이고 체계적 정신의료 서비스망을 확립하여 가족교육 및 치료가 이뤄져야 환자 재발률을 낮추고 증상을 호전시키고 재활을 증진시켜 사회복귀를 도와줄 것입니다.

가족은 어떤 태도를 가져야 하나요?

가족의 사랑과 올바른 질병인식은 조현병 환자들의 치료와 회복에 아주 중요한 역할을 합니다. 가족 중 한 사람이 조현병으로 진단을 받게되면 가족 구성원 모두가 두려움, 죄책감, 좌절, 수치심과 같은 여러 복잡한 감정과 마주하게 됩니다. 처음에는 내 가족 중 누군가가 조현병을 앓고 있다는 사실을 인정하고 받아들이기가 쉽지 않을 것입니다. 사랑하는 가족이 이해할 수 없는 엉뚱한 행동을 하는 것에 혼란스럽고 당황해하며 절망감을 느끼기도 합니다. 또한 조현병에 대한 사회의 편견과 낙인 때문에 걱정을 하고 노심초사하기도 합니다. 심지어 다른 사람들에게 가족의 질병을 숨기려고 전전긍긍할 수도 있습니다.

그렇다면 사랑하는 가족이 앓고 있는 조현병의 성공적인

치료를 돕기 위해서 가족구성원들은 어떤 태도를 가져야 할까요? 무엇보다도 가족구성원 모두가 질병을 인정하고 동반된 여러 어려움들을 받아들이며 항상 긍정적이고 적극적인 자세를 유지해야 합니다. 조현병 환자의 성공적 치료와 회복을 위해 가족의 올바른 자세를 구체적으로 살펴보겠습니다.

죄책감이나 수치심을 버려야 합니다.

의외로 많은 가족들이 환자가 병에 걸린 이유를 부모가 잘못 키웠다거나 가족이 스트레스를 많이 주었기 때문이라고 생각합니다. 그래서 자신의 잘못 때문에 환자가 병에 걸렸다는 죄책감을 느끼며 이 사실을 부끄러워하고 감추려고만 합니다.

췌장에 문제가 생기면 당뇨병이 생기고, 혈관벽이 두꺼워지면 고혈압이 생깁니다. 마찬가지로 조현병은 뇌에 문제가 생긴 신체질환입니다. 정신질환이라고 해서 비도덕적이고 양심에 문제가 발생한 것이 아니며 영혼이 더럽혀진 것은 더욱 아닙니다. 또한 가족 중 어느 누구의 잘못으로 발생한 것도 아닙니다. 가족이 수치심과 죄책감을 지니고 있으면 환자와 가족 모두에게 나쁜 결과를 가져올 뿐입니다. 서로 비난하고 자신을 부끄럽게 여기는 가족을 바라보면서 환자는 절망하고 이 세상에 혼자라는 외로움에 힘들어 할 것입니다. 조현병 발병은 어느 누구의 책임도 아니지만, 치료와 회복은 우리 모두의 책임입니다.

환자가 병을 앓고 있다는 사실을 인정하고 받아들여야 합니다.

많은 가족들이 환자에게 병이 있다는 사실을 충분히 알고 있다고 말씀을 하시지만, 조금만 더 깊이 이야기를 나누어 보면 질병을 받아들인다는 것이 쉽지 않다는 것을 알게 됩니다. 남이 아닌 내 형제나 내 아이의 문제로 부딪히게 되면 환자를 환자로 인정한다는 것은 상당히 어려운 일입니다.

병을 인정한다는 것이 환자의 회복을 포기하는 것은 절대로 아닙니다. 가족들이 원하는 모습의 환자가 아닌, 현재 있는 그대로 환자상태를 이해하고 받아들이는 것이고, 이러한 노력은 가족과 환자 모두가 보다 적극적으로 질병에 맞설 수 있도록 도와줄 것입니다.

병의 증상과 환자를 따로 떼어서 생각해야 합니다.

환자의 기이하고 때로는 공격적인 행동에 많은 가족들은 '어떻게 저렇게 행동 할까?' 생각하며 충격을 받기도 하고, 가족이지만 환자에게 너무 화가 난다고 고백합니다. 그러나 가족들이 반드시 기억해야 하는 중요한 사실은 환자가 보였던 이해할 수 없는 행동은 그 환자의 본마음이 아니라는 것입니다. 그런 행동은 병의 증상이지 환자가 원래 못된 인간성을 가지고 있다거나 가족을 사랑하지 않아서 또는 의도적으로 하는 행동은 아닙니다. 약물치료로 나중에 증상이 호전된 후에는 많은 환자가 자신의 그런 행동들을 기억해 죄책감을 느끼고 고통에 빠지게 됩니다. 환자가 병적 상태에서 보인 이러한 행동에 심한 충격을 받고 분노하기보다는 환자가 이러한 행동을 하지 않기 위해 적절한 치료를 받도록 도와주는 것이 가족의 중요한 역할입니다.

환자를 소외시키지 말고 적절한 자극을 제공해야 합니다.

가족들은 자신들이 환자를 알게 모르게 소외시키고 있으면서도 이 사실을 잘 모르는 경우가 많습니다. 환자가 병을 앓고는 있지만 그는 여전히 가족의 일원이며, 설혹 그가 이제는 책임 있는 위치에서 어떤 일을 할 수 없을지라도 당연히 한 인격체로 존중을 받아야 합니다.

조현병 환자가 외부 스트레스를 잘 견디지 못하고 취약하다는 것은 사실입니다. 그렇다고 환자를 소외시키고 사회생활에서 격리시킨다면, 시간이 갈수록 점점 더 가족과 사회로부터 멀어지게 됩니다. 집안에서 환자가 할 수 있는 역할을 찾아서 참여를 시켜주는 것이 사회기능 회복의 첫 걸음이 됩니다.

현재상태에 맞는 기대를 가져야 합니다.

발병하기 전에 환자에게 가졌던 기대감을 수정하는 것은

결코 쉬운 일이 아닙니다. 특히 환자가 촉망 받는 미래를 가졌었다면 더욱 그렇습니다. 하지만 현실적 토대 위에서 기대하는 것이 앞으로 닥칠 여러 문제들을 해결하는 첫 단추가 됩니다. 조현병은 꾸준한 치료를 통해 서서히 호전되는 경우가 흔하고 어느 날 갑자기 획기적으로 좋아져 이전 상태로 완전히 회복되는 경우는 드물다고 할 수 있습니다. 호전에 대한 기대수준을 낮추어야만 환자의 느리지만 분명한 회복을 발견하는 기쁨을 경험할 수 있습니다. 현실적 기대를 가지라고 해서 환자의 능력을 완전히 무시하거나 기대를 포기하라는 말은 절대로 아닙니다. 단지 환자의 능력이 이전보다 떨어질 수도 있다는 현실을 인정하고 현재상태에 맞는 능력수준을 기대해야 한다는 것입니다.

가족내 균형을 맞추어야 합니다.

환자증상으로 인해 가족들의 삶이 희생되어서는 안 됩니다. 환자를 헌신적으로 돌보지 말라는 의미가 아니라, 단지 환자를 돌보는 일과 가족들 자신의 삶 사이에서 균형을 맞추라는 권고입니다. 환자 치료는 마라톤과도 같습니다. 꾸준하고 지속적인 관심과 격려가 필요합니다. 오랜기간 자신의 생활을 완전히 포기하면서 희생을 할 수는 없습니다. 결국 지쳐서 완전히 손을 놓아 버린다면 오히려 환자에게 더 좋지 않은 결과를 가져올 수 있습니다. 자녀 중 누군가가 조현병을 앓게되면 그 부모는 처음에 당황하여 환자에게만 관심을 쏟게 됩니다. 그러면 나머지 자녀들이 제대로 보살핌을 받지 못하게 되어, 부모 못지않게 고통을 받게 됩니다. 그러므로 부모는 환자뿐만 아니라 다른 자녀에게도 관심을 가져주셔야 합니다. 장기적인 관점에서 보면 형제자매는 환자에게 대단히 중요합니다. 부모가 환자를 돌볼 수 있는 시간은 한정되어 있으므로 부모 다음으로 환자를 도와주는 것은 결국 형제자매의 몫이기 때문입니다.

긍정적인 마음과 낙관적인 태도를 가져야 합니다.

조현병은 어느 정도 안정이 될 때까지는 환자와 가족 모두에게 여러 면에서 어려움을 안겨줄 수 있기 때문에 긍정적인 마음과 낙관적인 태도가 필요합니다. 이러한 태도가 없으면 장기간 지속되는 환자의 투병생활에서 오는 스트레스를 견디지 못하고 쉽사리 지쳐버리게 됩니다. 조현병이 장기화되면 음성증상이 두드려지면서 매사에 의욕이 없고 무관심하며, 가족들이 보기에 꼭 필요한 일조차도 하지 않으려하는 경우가 있습니다. 조그만 긍정적 변화라도 칭찬하고 긍정적으로 이야기를 해준다면 환자는 좀 더 의욕을 내고 기분도 좋아져서 더 높은 기능에 도전할 수 있게 됩니다.

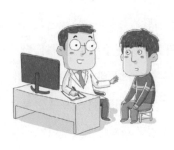

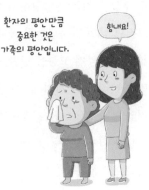

가족과 조현병 환자 간 규칙의 필요성!

조현병 환자는 사회성이 부족한 탓에 주위 환경에서 고립될 수 있으며, 다른 사람들이 원하고 필요로 하는 것을 잘 알아채어 재빨리 판단하지 못하기도 합니다. 따라서 가족들이 환자에게 무엇을 기대하며 환자가 무엇을 해서는 안 되는지를 분명하게 알려줄 수 있는 규칙을 뚜렷하게 정해야 합니다. 이는 환자의 부족한 판단력을 보충해 주며, 환자가 다른 가족을 배려하지 않고 의외의 기이한 행동을 하는 것을 줄이고, 가족전체 분위기를 좀 더 평화스럽게 만들어 스트레스를 덜 받고 가족 공동생활을 할 수 있도록 도와줍니다. 현실적으로 해낼 수 있는 규칙을 정해서 환자가 잘 지킬 수 있도록 하는 것은 환자에게도 성취감과 자부심을 가지도록 해 줄 것입니다.

좋은 규칙이란?
- 좋은 규칙은 구체적입니다.
- 좋은 규칙은 현실적입니다.
- 좋은 규칙은 합리적입니다.

규칙을 만드는 방법

- 모든 가족이 참여합니다.
- 현재 가족이 부딪히고 있는 문제를 중요도에 따라 나열한 뒤 규칙을 정하고 서로 간 동의를 구합니다.
- 환자에게 지적을 할 때는 어떤 행동이 잘못되었는지를 그때그때 구체적으로 말해주고 항상 대안을 함께 제시합니다.

환자와 대화는 어떤 식으로 하면 좋을까요?

집중곤란, 망상, 환청 등 양성증상이 조현병 환자의 대화를 방해합니다. 또한 감정표현이 둔감해지고, 말수가 줄며, 주변에서 벌어지는 일에 관심이 줄어드는 음성증상과 인지기능의 저하는 다른 사람의 생각을 정확하게 파악하는 것을 어렵게 합니다. 환자는 쉽게 기가 죽고 우울해하며 금방 포기를 해버리므로, 주변에서 말을 붙이고 대화를 유지하기가 어렵습니다. 대화가 효과적으로 잘 이루어진다면 재발위험성이 줄고 증상도 좋아지며 가족 내 갈등도 줄어들어 스트레스 발생이 최소화 됩니다. 이는 환자 자신 및 가족 모두에게 큰 도움이 됩니다.

올바른 대화방식

- 우호적인 태도를 유지하고 칭찬을 많이 해 줍니다.
- 환자 말이 이치에 맞지 않거나 근거없이 의심을 하는 경우가 있습니다. 굳이 시시비비를 따지거나 무시하는 태도보다는 말 속에 담긴 뜻과 감정을 이해하려고 노력합니다.
- 주의를 기울여 듣고 이해가 되지않은 부분은 대충 넘어가기보다 되물어서 오해소지가 없도록 합니다. 위협적이지 않은 차분하고 진지한 자세는 반복된 질문에도 대화를 계속하도록 해주어 환자 스스로가 증상을 인식하도록 도와줍니다.
- 말수가 적고 대화에 관심이 없는 경우 가급적 이해하기 쉬우며 간단하고 분명한 언어로 의사를 전달합니다.
- 대화흐름을 따라가는 데 어려움이 있는 경우, 이야기 중간에 그 동안의 내용을 간단히 정리하여 되물어 확인해 주는 것이 뜻을 분명하게 하고 흐름을 연결시켜 줍니다.

- 감정을 분명하게 표현합니다. 조현병 환자들은 다른 사람의 감정을 알 아채는 데 어려움이 있습니다. 차분하게 자신의 감정을 설명해 주는 것이 환자의 이해를 도와줍니다.

조현병 환자의 성공적인 치료를 위해 가족은 무엇을 하면 좋을까요?

- 가족 여러분 스스로 신체건강과 정신건강을 먼저 돌보고 챙겨야 합니다.
- 조현병에 대한 검증되고 올바른 지식을 습득해야 합니다.
- 치료 팀과 긴밀한 협력관계를 유지해야 합니다.
- 환자가 약물을 잘 복용하고 있는지 정기적으로 확인해야 합니다.
- 재발조짐이 있는지 주의깊게 살펴야 합니다.
- 위기 상황을 예견하고 적절한 대책을 미리 세워두어야 합니다.
- 불필요한 스트레스는 줄이고 효과적인 스트레스 관리를 해야 합니다.
- 환자와 가족이 기대하는 바를 현실에 맞게 수정해야 합니다.
- 환자가 어려움을 극복하도록 용기를 주고 지지를 보내주어야 합니다.

위기상황에서는 어떻게 대처해야 하나요?

최근들어 효과가 뛰어난 항정신병약물들이 개발되어 환자와 가족들에게 새로운 희망을 주고 있지만, 아직도 많은 환자들이 재발과 재입원을 반복하고 있습니다. 투병기간이 길어질수록 그들은 점점 더 생활기능을 잃고 정상적 생활로부터 멀어질 수 있습니다. 퇴원이후 생활에서 환자를 지지해주고 치료의 중요한 역할을 수행하는 사람은 바로 환자와 함께 생활하는 가족입니다. 대다수 가족들은 환자가 병원에서 퇴원하게 되면 적절한 항정신병약물과 치료로 완치될 때까지 꾸준히 호전될 것이라고 기대하지만, 기대와는 달리 급성증상의 재발, 자살, 실종, 그리고 법적 문제에 개입되는 등 새로운 문제들에 접하게 될 수도 있습니다.

이로 인해 환자와 가족들은 당황하게 되고 치료에 대해 비관적으로 생각하며 낙담할 수 있으므로, 이러한 위기상황에 대해서 미리 알고 대처하는 방법을 준비해 두는 것이 좋겠습니다.

먼저, 재발경고신호를 잘 알아채야 합니다.

재발이란 없어졌던 증상이 다시 나타나거나 남아있는 증상이 심해지는 것을 의미하며, 그대로 두면 재입원 가능성이 높아지게 됩니다. 조현병을 앓고 있는 사람이 한 번 재발하면 치료는 원점으로 돌아가게 되며, 재발하기 이전 기능수준을 회복하기까지는 또 다시 몇 개월 시간이 소요될 수 있습니다. 일반적으로 조현병이 재발하는 경우, 하루 이틀 사이에 상태가 갑자기 악화되지는 않으며 반드시 사전에 몇 가지 조짐을 보이게 되는데 이를 '재발경고신호'라고 합니다. 환자와 가족들이 재발경고신호를 알아차리고 빠른 조치를 취한다면 증상이 악화되는 것을 사전에 방지할 수 있습니다.

재발을 시사하는 행동들은 보통 첫 발병 전에 보인 것과 유사하게 나타납니다. 흔한 행동으로는 잠을 자지 않거나, 아무것도 하지 않고 가만히 있으려 하는 등 사회적 철수가 심해지고, 개인위생이 불량해지고, 생각과 말이 이상해지며, 환시나 환청 증상이 나타나는 것들입니다. 이외에도 지나치게 긴장을 하거나, 자주 짜증이나 신경질을 내며, 우울해지거나, 만사를 귀찮아 하거나 밥맛이 전혀 없다고 하거나, 자주 다른 사람을

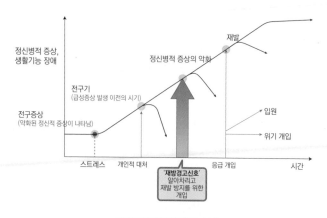

조현병의 재발경고 신호

출처: Herz and Lamberti, Journal of Psychiatric Practice 1995.

의심하는 행동 등이 있을 수 있습니다. 이러한 행동들이 보이면 즉시 치료자와 연락을 취해야 합니다.

재발은 여러 가지 이유로 발생하기도 하고 분명한 이유없이 발생하기도 합니다. 그 중에서도 재발의 가장 큰 원인을 차지하는 것은 바로 약물복용에서 문제가 생기는 경우입니다. 환자가 자기 병이 나아졌다고 생각하거나 혹은 약물 부작용이 싫어 약물을 먹지 않는 경우 재발확률이 매우 높습니다. 이로 인해 급성증상이 다시 나타날 정도로 장시간 동안 약물복용을 중지해서 혹은 약물을 복용은 하지만 그 양이 충분치 않아서 재발할 수 있습니다. 즉 몸 안에서 급성 정신병 증상을 일으키지 않을 정도의 약물 농도가 유지되는 것이 중요하며, 최근에는 장기지속형 주사제를 이용한 치료가 주목 받고 있습니다. 1-6개월에 한 번 근육주사를 맞는 것으로 체내 치료 용량을 유지할 수 있으며, 이는 환자 스스로 제대로 약을 챙겨 먹을 수 없는 경우이거나 약물복용에 대한 거부감이 있는 경우, 효과적인 치료방법이 될 수 있습니다.

또한 조현병 환자는 비교적 작은 스트레스에도 쉽게 악화되거나 재발을 일으킬 수 있습니다. 환자가 가족이나 사회로부터 충분한 지지를 받지 못해 힘들어 할 수도 있고, 사랑하는 사람의 죽음, 실직과 같은 심한 정신적 스트레스를 경험했을 수도 있습니다. 때로는 알코올이나 불법약물을 복용하거나 술, 담배, 커피 또는 다른 약물을 섭취하면, 항정신병약물 효과가 감소되어 재발을 일으킬 수도 있습니다. 뚜렷한 이유없이 재발하는 경우는 계절이 바뀌거나 병의 주기에 따라 재발하는 경우가 있습니다. 어떤 경우에는 환자가 약물복용을 중단하고 사이비 종교에 가입하거나 몸에서 마귀를 몰아내려고 시도하기도 하며, 또는 격렬한 운동으로 병을 치유하려고 하거나, 비타민 등으로 치료하려고 하기도 합니다. 이러한 경우, 재발위험성이 매우 높아지게 되고, 환자와 가족들은 더욱 낙담하게 될 수도 있습니다.

재발을 예방하기 위한 지침(I)

> • 약물복용을 철저히 한다.
> • 자신의 증상을 알고 증상을 잘 관리한다.
> • 환자 및 보호자가 치료에 적극적이다.
> • 스트레스 자극을 차단한다.
> • 스트레스 대응 능력을 높인다.
> • 건강하고 규칙적인 생활습관을 유지한다.
> • 자신의 재발경고신호를 찾아내고 미리 대처한다.
> • 증상의 변동 및 이상반응 시, 가급적 초기에 병원에 방문한다.

재발된 경우 원인이 쉽게 해결될 수 있는 경우도 있습니다. 예를 들면, 약물용량을 증가시키거나 단기간 입원이 필요할 수도 있고, 더 많은 지지가 필요할 수도 있습니다. 가족들이 환자 질병경과를 파악하고 있는 것이 재발을 방지하는 데 가장 중요하며, 조현병 환자들은 재발의 징후를 잘 알고 의사와 접촉하는 방법을 배워야 합니다.

자살 징후를 잘 살펴보아야 합니다.

조현병 환자는 자살가능성이 있습니다. 자살과 관련해서는 자살과 관련된 망상이나 이를 지시하는 환청이 있을 수 있으며, 우울과 불안을 느끼거나 화가 난 경우 충동적으로 행동하는 경향이 반영된 것일 수 있습니다. 조현병 환자의 10 명 중 1명이 자살을 한다고 하며, 이는 일반인구에 비해 매우 높은 자살율입니다. 일반인구에서와 마찬가지로 자살성공률은 남자에서 높고 자살기도율은 여자에서 높습니다. 자살은 초기 5년 동안이 가장 흔하고 그 이후에는 감소합니다.

자살 고위험군은 다음과 같습니다. 질병의 악화와 완화를 반복하는 경우, 약물 치료반응이 약해 증상이 조절되지 않는 경우, 병을 인식해서 비관하게 되는 경우, 미래에 대한 희망이 없는 경우, 과거성취와 현재상태 간 차이가 큰 경우, 그리고 사회적으로 고립되어 있는 경우가 이에 해당합니다.

때로 자살은 계획적이고 신중하게 실행되기도 합니다. 환자가 죽음에 대해 이야기하거나, 유언을 쓰고 유산을 분배하는데 관심을 갖거나 소중히 간직해 온 재산을 나누어주기 시작하거나, 삶의 무가치함을 표현하고 미래에 대한 희망이 없음을 표현할 수 있으며, 또는 위험한 행동을 지시하는 소리를 듣고 있거나 무언가를 보는 듯한 양상을 나타낼 수도 있습니다.

자살과 자해에 관한 논의는 심각하게 다루어져야만 합니다. 자살을 이야기하는 환자는 거의 자살을 하지 않는다는 말은 현실과는 다르므로, 환자가 자살에 대해 이야기하거나 아무리 가벼운 것일지라도 신체에 상처를 내는 행동을 하게 된다면 즉시 치료자에게 연락을 취하는 일이 필요합니다. 아니면 환자를 이전에 입원한 병원이나 가장 가까운 응급실로 데리고 가야 합니다. 환자가 자살을 기도하게 된다면, 이를 발견할 수 있는 사람은 바로 가족입니다.

실종에도 대비해야 합니다.

조현병 환자의 실종은 가족들에게 당황스럽고 어려운 문제가 될 수 있습니다. 환자가 평소에 관심이 있거나 언젠가는 가보고 싶어하는 장소를 이야기하면 메모해 두어야 합니다. 이후 환자가 갑작스럽게 사라지게 된다면 이는 환자를 찾을 수 있는 좋은 단서가 될 수 있기 때문입니다. 가급적이면 환자 혼자 생활하거나 집을 떠나 여행하는 일은 삼가는 것이 좋지만, 불가피하게 환자가 가족과 떨어져 지내는 경우가 생기게 된다면 환자가 머무를 곳과 연락할 수 있는 방법을 대비해 두어야 합니다. 예를 들면, 환자에게 정기적으로 일정금액 돈을 보내는 방법으로 환자와 효과적으로 접촉을 유지할 수 있습니다.

일정기간 동안 환자와 접촉이 끊어졌을 때, 너무 오랫동안 기다리는 것은 현명하지 않습니다. 경찰에 실종신고를 하면 실제적 도움을 받을 수 있습니다. 환자가 갈 수 있는 장소에 대한 정보가 있다면 지역경찰과 지역관공서에 연락을 취합니다. 때로는 환자가 각종 사회시설에서 나타날 가능성도 있기 때문에 자원 봉사기관이나 종교단체 등에 연락해 보는 방법도 있습니다.

조현병 환자는 어디론가 떠나라는 환청과 망상의 지시를 받거나, 새로운 곳이 병으로 생기는 문제를 해결해 줄 것이라고 믿는 경우도 있습니다. 그들은 이처럼 단순한 이유로 집을 떠날 수 있으며, 환자가 미성년이라면 반드시 경찰에 실종신고를 해야 합니다. 가족들의 관심과 노력에도 불구하고, 조현병 환자는 언제든지 예상치 못하게 집을 떠날 수 있으므로 당황하지 말고 주변에 도움을 요청하여 환자에 대한 정보를 얻는 등 침착하게 대처하는 자세가 필요합니다.

법적인 문제가 생길 수도 있습니다.

불행하게도 조현병 환자는 법적인 문제를 일으키기도 합니다. 조현병 환자는 정신병 증상으로 인해 지나가는 사람이 자신을 쳐다보고 감시한다거나 자신을 해칠 것 같은 망상이 있을 수 있고, 그들을 때리라는 환청의 지시를 받는 경우도 있습니다. 이와 같이 처음 보는 모르는 사람과 시비가 붙는 일로부터 중대 폭력, 방화, 살인 등 위험한 문제까지도 발생할 수 있습니다. 하지만 조현병 환자가 일반인구에 비해 범죄율이 높은 것은 아닙니다. 자신에 대한 위협으로 느끼거나 병으로 인한 현실판단력이 감소한 경우 우발적으로 범법 행위가 발생하는 경우가 대부분이며, 이러한 경우를 제외하고는 악의적 행동이나 이득추구를 위한 법적 문제를 일으키는 경우는 오히려 일반인구보다 낮습니다.

환자가 법적인 부분으로 고발을 당한 경우, 조현병 문제를 잘 알고 있는 변호사와 접촉하는 것이 도움이 됩니다. 일부 변호사는 정신질환을 가진 사람을 변호해 본 경험이 있어 조현병에 대한 지식을 어느 정도는 가지고 있습니다. 또한 대부분의 변호사들은 이들이 법적인 보호를 받아야 한다는 사실에 대해 인정하고 있습니다.

가족들은 조현병 환자가 법적으로 고소되면 병으로 인한 무죄로 법적 보호를 받을 수 있다고 생각합니다. 하지만 그것은 환자가 행동의 내용과 중요성을 인식할 수 없거나 행동이 잘못된 것이라는 것을 알 수 없을 정도로 정신질환을 앓고 있다는 평가가 있어야 합니다. 평가는 어느 정도 책임이 있는지를 밝히도록 법적으로 고안된 것이지, 정신질환이 어느 정도인지를 평가하는 것은 아니므로 법적 문제 이외에도 의학적 부분은 정신건강의학과 의사의 진료가 필요합니다. 무죄가 받아들여지면 환자는 상태에 따라서 정신치료기관에 수용되거나 석방됩니다. 때로는 재판관이 집행유예 판결을 내리고 환자에게 치료 받을 것을 요구할 수 있습니다. 상황이 심각한 경우에는 오랜기간 동안 치료감호기관에 수용되어야 할 수도 있습니다. 이것은 과거 행동장애가 심하고 앞으로 행동을 예측할 수 없을 때 공공안전을 보장하기 위한 것입니다.

위기상황에서의 대처방법을 알아둬야 합니다.

아무리 최선의 노력을 하더라도 장기간에 걸친 치료와 회복과정에서 발생하는 위기상황을 사전에 완전히 방지할 수는 없습니다. 예상치 못한 위기상황에 대처하는 방법은 다음과 같습니다.

위급한 상황이 발생했을 때 도움을 청할 수 있는 연락처를 미리 준비합니다. 가까운 병원, 가장 가까운 응급실, 경찰서, 소방서 및 기타 도움이 될 수 있는 곳의 전화번호를 바로 찾을 수 있도록 준비해 놓는 것이 좋습니다. 또한 응급상황에서 가족이 불안하고 놀라고 긴장되는 것은 자연스러운 반응입니다. 하지만 불안해진 가족이 환자에게 격렬하게 반응하고 흥분한 모습을 보인다면 오히려 상황이 더 악화될 수 있으니 침착하게 행동해야 합니다. 침착하게 지금 상황에 대해 위급한 정도를 정확히 판단해야 하는데, 집에서 가족들이 당황해 하는 상황이 모두 다 응급상황은 아닐 수 있기 때문입니다.

예를 들어 환자가 씻지 않으려 하거나 밖으로 나가려 하지 않는다면 당황스러울 수는 있겠지만 응급상황까지는 아닙니다. 응급이란 환자 본인을 포함한 주변의 사람이 다치거나, 재산손실이 생길 우려가 있거나, 이외 긴급한 위험성이 있을 때를 말합니다. 이때 가족의 목표는 안전을 유지하면서 가능한 빨리 도움을 구하는 것입니다. 위기 상황에서 가족 혼자 침착하게 말하면서 체계적으로 대응하는 것은 어려우므로 가능하면 환자를 돌보는 주보호자 이외 다른 가족이나 치료진에게도 연락하여 도움을 받아야 합니다. 그래야만 좀 더 차분하고 효과적으로 대응할 수 있습니다.

가장 중요한 것은 안전을 지키는 일입니다. 대부분 조현병 환자는 공격적이거나 폭력적이지 않습니다. 그러나 환자가 분노를 드러내고 있을 때 자극하면 자칫 불필요한 물리적 충돌을 불러일으킬 수도 있습니다. 중요한 점은 폭력적인 위협을 하는 환자 자신도 무척 두려워하고 있다는 사실입니다. 환자는 자신이 구석에 몰려 있고 스스로를 방어해야 한다고 생각할 때 폭력을 사용하게 되므로 분노와 망상이 있는 환자를 구석으로 몰아붙이지 말아야 합니다. 갑작스럽게 환자에게 달려드는 것은 금물이며 환자와 적절한 거리를 유지하는 것이 필요합니다. 환자 눈을 똑바로 쳐다보거나 정면으로 다가서는 것은 환자가 자신에게 위협을 가하는 것으로 받아 들여서 공격을 할 수도 있기 때문에 위험합니다. 손을 자유롭게 쓸 수 있고 정면이 아니라 몸을 비스듬히 해서 양발에 균형을 둔 자세를 취한다면 우발적 상황에서 좀 더 빠르고 안전하게 대응할 수 있습니다.

재발을 예방하기 위한 지침(II)

- 가족들은 위기상황에서 침착하게 행동해야 합니다.
- 지금 상황에 대해 위급한 정도를 정확히 판단해야 합니다.
- 위기상황에서는 다른 사람의 도움을 구해야 합니다.
- 위기상황이 발생했을 때 연락처를 미리 준비합니다.
- 안전이 제일 중요합니다.

조현병에 대한 오해와 편견을 알려주세요!

세상에는 조현병에 대한 오해와 편견이 많습니다. 이러한 오해는 조현병 환자, 가족, 일반인뿐만 아니라 텔레비전과 같은 대중매체에서도 쉽게 찾아볼 수 있습니다.

조현병에 대한 오해와 편견은 적절한 진단과 치료를 방해하고 사회구성원들이 조현병에 대한 잘못된 시각을 갖게 하여 차별과 낙인을 가져올 수 있습니다. 따라서 부당한 차별과 낙인을 막기 위해서 조현병에 대한 여러 가지 오해와 편견들을 좀 더 구체적으로 알아보고자 합니다.

조현병은 불치병으로 치료는 의미가 없다?

연구결과에 따르면 조현병은 과거보다 예후가 훨씬 좋아

졌습니다. 환자의 1/3정도가 좋은 예후를 보이고, 또 다른 1/3은 상당히 호전됩니다. 적절한 치료는 정상적 직업활동, 사회활동, 일상생활을 가능할 수 있게 합니다. 안타깝게도 적절한 치료에도 불구하고 경과가 좋지 않은 1/3가량의 난치성 환자들이 있습니다만, 꾸준한 치료와 노력으로 증상을 완화시킬 수 있습니다.

조현병은 꾸준한 치료가 중요합니다. 치료를 섣불리 중단하는 경우 재발 또는 악화될 수 있습니다. 당뇨나 고혈압처럼 조현병도 단기간 치료로 완치되지는 않으며 장기적 자기관리와 꾸준한 약물치료가 필요합니다.

조현병 환자는 누가 봐도 표가 날 정도로 이상하다?

조현병 환자는 항상 괴이한 행동을 하거나 짧은 대화만 나눠도 이상한 점이 발견된다고 생각하는 사람들이 많습니다. 이러한 오해 때문에 많은 조현병 환자들이 조기에 진단받지 못하고 상당한 시일이 지난 후에야 치료를 받기 시작합니다. 조현병 초기에는 사회적 활동을 피하고 말을 잘 하지 않는 정도의 모습만을 보이기도 해서 가족들은 '아직 철이 안 들어서 그렇겠지, 세월이 지나면 나아지겠지' 하고 대수롭지 않게 생각하기 때문입니다.

또한 최근에는 기능이 좋은 조현병이 과거보다 더 많습니다. 기능이 좋은 조현병 환자는 망상, 환청, 사고장애 등 증상을 가지고 있지만 일상생활기능이 좋고 증상영역을 제외하면 정상적인 대화와 생활이 가능합니다. 특히 꾸준한 치료를 받는 안정된 환자의 경우에는 직업생활과 사회활동 등을 하는 데 문제가 없어 다른 사람들은 환자라는 것을 알지 못하는 경우가 많습니다.

조현병 환자는 판단력과 기억력에 심각한 장애를 가진다?

조현병 환자는 판단력과 기억력에 장애를 지니기 때문에 자기 스스로 의사결정을 할 수 없고, 환자가 이야기한 내용도 신뢰할 수 없다고 오해하는 경우가 있습니다. 연구에 따르면 조현병 환자의 기억력은 대체로 정상적이고 적절한 치료를 받는 경우에는 판단력에 심각한 문제를 나타내지 않습니다. 다만 치료하지 않고 장기간 방치되는 경우에는 인지기능 저하와 현실 판단의 장애가 나타날 수 있습니다.

또한 조현병 환자들이 급성 증상기에 했던 행동이나 이야기 등을 기억하지 못하거나 증상이 심할 때는 의식저하가 온다고 생각하는 분들도 있습니다. 극도의 정신병 상태로 인해 정신적 혼동을 보이는 경우가 간혹 있으나, 대체로는 망상과 환각 등 증상을 보일 때에도 의식장애를 보이지는 않으며 급성증상 시기의 일들을 기억하는 것이 보통입니다.

조현병 환자들은 위험하고 폭력적이다?

뉴스나 대중매체에서는 폭력적 범죄의 대부분이 조현병 등 정신병적 장애와 연관되어 있다고 보도하는 경향이 있습니다만, 이것은 지나친 과장입니다. 적절한 치료를 받고 있는 조현병 환자들은 대체로 안전하고 공격적이지 않습니다. 발병 전에 폭력적인 성향을 지니고 있었거나, 알코올 남용 등 문제가 있는 환자들을 제외하면 조현병 환자들의 폭력성은 일반인과 비슷합니다. 증상이 악화되어 일시적 혼란상태에 있는 경우에는 충동적이거나 폭력적 양상이 나타나는 경우도 있으나, 이 경우에도 일반인들이 두려워하는 것처럼 치밀하거나 흉악한 범죄를 저지르는 경우는 드뭅니다.

조현병 치료약물을 오래 먹으면 바보가 된다?

조현병 치료약물에 대해서 많은 오해가 있습니다. '약을 오래먹으면 바보가 된다. 약이 뇌세포를 파괴한다. 약은 단지 자게 만드는 것 아닌가' 등 잘못된 생각을 하는 사람들이 있습니다. 이러한 오해의 원인은 크게 두 가지로 볼 수 있습니다.

하나는 과거 항정신병약물들은 진정작용이 강해 환자를 졸리고 쳐지게 하는 경향이 있었고, 때로는 동작이 어둔해지는 추체외로증상이 발생하는 경우도 있었습니다. 이런 과거약물들의 부작용이 '바보가 된다'는 오해를 낳게 한 경향이 있습니다.

　오해의 또 다른 원인은 질환자체 경과입니다. 조현병 환자들 중 꾸준한 치료를 받지 않았거나 경과가 좋지않은 경우에 인지기능 감퇴, 무표정, 정서적인 둔감 등 증상이 나타날 수 있는데, 이를 약물치료 결과로 잘못 생각하기 때문입니다.

　하지만 일반인의 오해와는 달리 조현병 치료약물은 질환으로 인한 뇌기능 교란상태를 정상화시킴으로써 오히려 인지기능과 판단력을 좋아지게 합니다. 최근 개발된 항정신병약물들은 진정작용이나 추체외로증상이 적어 일상생활에 주는 불편함이 상당히 적어졌습니다.

조현병 치료약물은 중독성이 있고 한번 먹으면 평생 먹어야 한다?

　조현병 치료약물은 중독성이 없습니다. 일반인들이 걱정하는 중독은 의존성과 같은 의미로, 마치 마약이나 술처럼 약물로 인해 즉각적인 쾌감과 행복감이 유발되며 약물을 먹지 않으면 약물에 대한 갈망, 금단증상을 보이는 현상을 말합니다. 조현병을 치료하는 항정신병약물은 이러한 특성을 전혀 가지고 있지 않습니다. 오히려 이렇게 중독성이 없기 때문에 때로는 조현병 환자가 임의로 쉽게 약물을 중단하여 재발하는 이유가 되기도 합니다.

　실제로 조현병 환자들이 약물을 장기복용하는 것은 약물

중독성 때문이라기보다는 장기적으로 치료와 관리를 해야하는 질환의 만성적 특성 때문입니다.

조현병 치료약물을 오래 먹으면 암 같은 나쁜 병에 걸린다?

약물의 장기복용 시에 암과 같은 다른 심각한 질병에 걸리지 않을까 하고 우려하는 경우도 많습니다. 항정신병약물들은 대개 장기적 복용을 요하기 때문에 약물시판 전에 이루어지는 동물실험과 임상시험에서 안정성을 검증하게 되고 장기복용에도 건강에 문제가 없도록 설계되어 있습니다. 조현병 치료에 사용되는 약물은 신체질환에 사용되는 다른 약물들에 비해 대체로 안전하다는 것이 전문가들의 견해입니다.

물론 모든 약물이 부작용을 유발할 수 있기에 항정신병약물도 예외가 될 수는 없습니다. 소수에서 지연성운동장애, 추체외로증상, 식욕증가로 인한 체중증가 등의 부작용이 발생하지만, 대부분 약물의 조정과 교체로 극복이 가능합니다.

정신과병동에 입원하면 증상이 더 나빠진다?

환자와 가족들은 정신과병동에서 입원치료를 하면 증상이 심한 다른 사람들 때문에 더 나빠지지는 않느냐고 걱정합니다. 조현병은 전염되는 병이 아니고, 질환경과가 다른 환자증상에 크게 영향을 받지도 않습니다. 입원을 하는 경우 의사, 간

호사, 사회복지사, 임상심리사 등 병원 직원들로부터 전문적인 치료의 도움을 받을 수 있으며, 공동생활과 대인관계훈련 등을 통해 현실감각 회복과 일상생활기능 향상에도 도움이 됩니다. 또한 비슷한 증상이나 질환으로 함께 고통받는 다른 환자들과 대화 등을 통해서 서로 도움을 받을 수도 있습니다.

조현병 치료를 받으면 장래 취업을 못하게 된다?

조현병에 대한 치료를 꺼리는 많은 사람들이 이 부분을 걱정합니다. 치료기록이 남으면 대학도 못가고, 취직도 못하지 않느냐고 묻습니다. 심지어 걱정이 큰 경우는 병원에서 상담받거나 진료를 받은 모든 차트가 기업체나 학교 등으로 전달되거나 전산에 자동적으로 뜨는 것이 아니냐고 걱정합니다. 이는 전혀 근거 없는 걱정입니다. 병원에서 진료기록은 비밀이 보장되며, 본인 이외 다른 사람은 열람할 수 없습니다.

오히려 조현병 치료를 받지 않고 방치하는 경우 심각한 문제를 유발하고 진학이나 취업이 어려워질 수 있습니다. 망상, 환청, 사고장애, 인지기능장애, 대인관계회피, 의욕결핍 등 증상들이 심해지면 정상기능을 수행할 수 없어서 사회적 활동은 물론 일상생활에서도 문제를 일으킵니다.

정신건강의학과 치료가 불이익을 줄까봐 받지 않겠다는 것은 '구더기 무서워 장 못 담근다'는 속담보다 더 잘못된 생각입니다.

조현병 굿이나 종교로 해결해야 한다?

조현병은 뇌의 질환으로 귀신들림이 아닙니다. 환청 등 증상 때문에 과거에는 조현병 등 정신질환을 마귀나 사탄의 장난이라고 치부하고 마녀사냥을 하기도 했습니다. 그러나 지금은 조현병이 하나의 질환이고, 치료를 받아야 한다는 것에 이의를 제기하는 사람은 아무도 없습니다.

건강하고 건전한 종교활동을 하는 것은 조현병 환자뿐만 아닌 일반인들에게도 정서적, 영적, 사회적인 도움을 줄 수 있습니다. 다만, 일부 종교인들이 의학적 치료를 부정하고 종교의 힘만으로 치료를 해야 한다고 주장하는 경우, 환청과 망상이 종교적인 내용과 연관되는 경우, 종교에 지나치게 몰두하여 비현실적 증상이 심해지는 경우, 종교활동으로 인해 숙면을 취하지 못하는 경우 등과 같은 상황에서는 때로 종교활동이 증상을 악화시킬 수도 있으니 주의해야 합니다.

창의성이 조현병과 관련이 있다고요?

"초자연적인 존재에 대한 관념과 수학적인 사고는 모두 동일한 방법으로 나에게 다가왔기 때문에, 나는 그 둘 모두를 신중하게 간주할 수밖에 없었다."

- 존 내쉬-

노벨 경제학상 수상자이자 동시에 조현병 환자인 존 내쉬는 왜 외계인으로부터 세상을 구하기 위한 작업에 자신이 선택되었다고 믿는가라는 질문에 대해 위와 같이 대답하였습니다. 그의 대답은 조현병과 창의성이 공통적으로 갖고 있는 어떤 것이 있음을 시사하는 표현으로 볼 수 있습니다. 광기와 천재는 과거에도 '조물주의 짓궂은 장난'이라고 불리었고, 예술가의 지난한 삶을 설명하기 위해 종종 차용되었습니다. 이렇듯 광기와 천재성은 어쩌면 한 곳에서 발원된 물줄기인지도 모릅니다. 여기서는 조현병과 창의성에 대한 논의를 관념적인 고찰에 국한하지 않고 최근 생물정신의학의 연구 성과를 토대로 간략하게 소개드리고자 합니다. 그리고 이러한 주제에 대한 연구는 여전히 현재진행형이고 앞으로도 그 결과가 끊임없이 발전하고 변화할 수 있으므로, 설명이나 진술을 확정적으로 기술하기 어렵다는 걸 먼저 말씀드립니다.

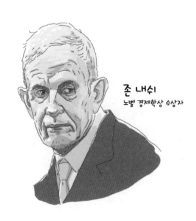

존 내쉬
노벨 경제학상 수상자

공통적으로 취약성이 겹쳐지는 부분이 있습니다.

얼마 전 조현병과 창의성에 대한 한 연구결과가 영국정신의학회지에 보고되었습니다. 스웨덴에서 1973년부터 2003년까지 조현병, 조울증, 우울증 등 중증 정신질환의 가족 삼십만 명을 대상으로 창의성을 평가하였는데 그 결과가 매우 흥미로

웠습니다. 조현병 환자군과 정상군 간 창의성 비교에서는 그 차이가 크게 나타나지 않았던 반면에, 조현병 환자의 가족은 정상군에 비해 창의성이 매우 높게 보고되었던 것입니다. 이러한 결과는 조현병 증상 정도와 창의성의 관련성이 '뒤집힌 U자 형태'를 나타낸다는 것으로 볼 수 있습니다. '뒤집힌 U자 형태'는 말 그대로 알파벳 U자가 뒤집혀 있는 곡선을 말합니다. 즉, 정신병 증상이 이 연구 결과를 비롯하여 현재까지 조현병과 창의성에 대한 종합적인 연구결과가 말하는 바는 다음과 같다고 할 수 있습니다.

첫째, 일탈적이고 창의적으로 사유하는 사례에서 그렇지 않은 경우에 비해 조현병 경향과 정신병에 취약한 경향이 있습니다. 여기에서 조현병 경향은 망상, 환청과 같은 명백한 정신병 증상은 나타나지 않았지만, 특이한 생각이나 사회적 고립 등이 두드러지는 것을 의미합니다.

둘째, 조현병 경향과 정신병 취약성은 그 가족에서도 나타나는 경향이 있습니다.

셋째, 조현병의 경미한 증상은 심각한 증상보다 창의성과의 관련성이 더욱 크다는 것입니다.

결론적으로 조현병 성향으로 인지능력과 연관해 현실검증력이 떨어지면 주어진 상황을 전적으로 새로운 관점으로 볼 수 있도록 창의력을 증가시킨다고 볼 수 있습니다. 물론 모든 경우가 그렇다는 것은 아니고 극히 제한된 조건 아래서 이러한 결론을 낼 수 있습니다.

신경생물학적 관점에서 비교적 설득력 있게 인정되고 있는 견해는 창의적 생각에 영향을 미치는 인지체계는 우선적으로 세로토닌과 도파민이라는 신경전달물질 체계와 관련이 있다고 합니다.

또한 신경영상학과 유전학 연구결과를 토대로, 아래 그림과 같이 조현병과 창의성은 잠재억제 감소, 탐색추구, 과연결성이라는 요소를 공통적으로 가질 가능성이 높은 것으로 제안되었습니다.

한편 낮은 지능, 작업 결핍, 보속성 등 위험요인은 공통적으로 갖고있는 취약성이 양성증상 및 음성증상의 조현병으로 나타나기 쉽습니다. 반면에 높은 지능, 작업기억 숙련, 인지적인 융통성 등 보호요인은 인지적인 조절을 가능하게 하여서, 창의적인 개인이 이상하거나 평범하지 않은 생각을 스스로에게 도움이 되도록 발전시킬 수 있다는 것입니다.

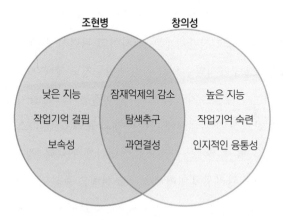

조현병과 창의성 사이 관련성에 대한 취약성 공유 모형

그러므로 조현병과 창의성은 신경생물학적 취약성 요인으로부터 초래된 서로 다른 결과로서 이해될 수 있습니다. 따라서 예술, 음악, 작문을 통한 치료는 창의성 보호요인을 발전시켜서 조현병 증상을 호전시키는 데 기여할 수 있으리라 기대됩니다.

조현병과 창의성 간 관련성에 대한 논의의 한계점도 있습니다.

조현병과 창의성 간 관련성을 신경과학적으로 밝혀내기 위해서는 창의성이라는 추상적인 성질의 것을 객관적인 틀 안에서 개념화하는 작업이 전제되어야 합니다. 창의성이라는 개념은 일반적인 과학용어에 비해 여전히 일관적이지 못하고 다양한 학문적 개념이 보다 복잡하게 얽혀 있습니다. 그리고 에밀 크레펠린이 제시한 조현병-조울증의 이분법을 토대로 한 현재 정신의학의 진단체계는 둘 사이의 관련성에 대해 보다 현실적이고 구체적인 논의를 어렵게 만들기도 합니다.

이러한 한계점은 자스와 제이미슨이라는 연구자들이 정신질환과 창의성 간 관련성에 대해 아래의 표와 같이, 다소 상반된 주장을 펼친 것에서 단적으로 드러나게 됩니다. 정신질환과 창의성의 관련성에 있어 자스는 조현병을 중심으로 이해한 반면에, 제이미슨은 조울증을 중심으로 이해하였습니다. 이러한 상반된 견해는 결국 조현병과 조울증을 칼로 무를 자르듯이 나누는 범주적 개념보다는, 조현병과 조울증을 스펙트럼의 양극단에 두고 개별적으로 접근하는 차원적 방법이 창의성에 대한 이해에 있어 더 유용할 수 있다는 걸 말해 줍니다.

정신질환과 창의성에 대한 견해

천재 (혁명적) – 자스	정상적인 창의성 (감정적) – 제이미슨
조현병 성향, 조현병	조울증
비적응적, 소외된	사회적
냉담한, 수줍어하는	감정적
(후기)현대적	낭만적
20세기 예술 개념	19세기 예술 개념
몽상적인 정신질환 환자	혼란한 예술가
원형: 아돌프 월플리	원형: 빈센트 반 고흐
외부적인 예술(outsider art)	내부적인 예술(insider art)

조현병은 중추신경계 복잡성에 대한 대가인가요?

인간의 뇌를 비롯한 중추신경계는 영장류의 그것에 비해 전두엽의 부피가 뚜렷하게 크고, 특이적인 세포유형이 증가되어 있으며, 유전자가 차별적으로 드러나고 있다고 알려져 있습니다. 이러한 관찰을 토대로, 어떤 연구자들은 인간 중추신경계의 복잡한 구조와 기능이 조현병 환자의 신경회로나 신경계에도 영향을 끼쳐서 정신병리나 행동양상에도 영향을 미친다고 말하고 있습니다.

클라우스 콘란트라는 독일의 정신과의사는 조현병의 신경생물학적 기반에 대해 '인간의 뇌와 유인원의 뇌를 구별하고 국소적이지 않은 뇌 조직의 기능 변화'라는 논문을 남겼습니다. 하나의 예로 인간의 언어는 좌뇌와 우뇌가 서로 구조와 기능이 다르다는 것에 기초하는 것으로 알려져 있습니다. 그리고 이러한 견해를 바탕으로 조현병의 핵심적인 증상을 언어의 문제로 간주하는 연구자도 있습니다.

물론, 조현병과 창의성 간 관련성에 대한 논의는 여전히 확언할 수 있는 수준이 아닙니다. 하지만 조현병과 창의성 간 관련성은 인류의 중추신경계가 지니고 있는 복잡성을 통해 고찰된다면, 그 이해의 실마리를 마련할 수 있을 것으로 기대됩니다. 그리고 조현병과 창의성 간 관련성에 대한 이해는 사회적으로 조현병 환자의 존엄성을 키울 수 있을 것이며, 왜 '정신분열병'이 아니라 '조현병'인지를 설명해주는 근거가 되어줄 것으로 기대됩니다.

마지막으로 몇 가지만 더 물어볼게요.

약은 언제까지 먹어야 되나요?

사람에 따라 질병의 양상과 경과 등이 모두 다르기 때문에 한마디로 이야기하기는 어렵습니다. 대개 급성기가 지나고 나면 약물의 용량을 줄여서 유지하게 되는데 처음 발병한 경우, 증상이 완전히 호전된 후에도 최소 1-2년 이상 먹는 것이 좋습니다. 필요에 따라서는 더 장기간 유지하는 경우도 있습니다.

예를 들어 가족력이 있거나 증상이 심했던 경우 등은 좀 더 장기적인 예방이 필요합니다. 재발한 경우는 예방기간이 좀 더 길어지며, 치료에도 불구하고 증상이 남아있는 경우나 지속적으로 재발하는 경우는 호전 후에도 평생 예방이 필요한 경우도 있습니다. 그러나 약물을 먹는 동안 다른 활동을 못하는 것이 아니기 때문에 예방을 하면서 얼마든지 사회활동을 할 수 있습니다.

환자가 약을 거부하는 경우 몰래 음료수 등에 타서 먹이는 것은 어떤가요?

많은 환자들이 스스로 병에 대한 인식이 없기 때문에 어쩔 수 없이 가족이 몰래 음료수나 음식에 타서 먹이는 경우가 있습니다. 그러나 이러한 방법은 일시적으로 효과를 볼 수는 있지만 장기적인 측면에서 볼 때 큰 도움이 되지 않습니다. 약물치료는 장기간 지속되어야 하기 때문에 몰래 먹이는 것은 결국 여러 가지 문제를 낳게 됩니다. 많은 환자들이 스스로는 약을 먹지 않고 좋아졌다고 생각해서 회복 후에도 약을 거부할 가능성이 많습니다. 또 음료수나 음식에 타는 경우 흡수량을 정확히 판단하기가 어렵습니다. 여행을 가거나 가족들이 먹일 수 없는 상황이 있을 수 있는데, 이런 경우 재발 가능성이 높아집니다.

따라서 꾸준히 설득하고 환자가 약을 거부하는 이유를 찾는 것이 제일 중요합니다. 그래도 약을 거부하는 경우는 담당 의사와 상의해야 합니다.

약을 먹으면 성욕이 떨어지나요?

항정신병약물의 종류에 따라 성욕이 떨어지거나 발기가
잘 되지 않는 경우가 있습니다. 여성의 경우 생리가 불규칙해
지거나 중단되는 경우도 있습니다. 환자나 보호자는 이런 문
제를 심각하게 생각하지 않거나 창피해서 담당 의사에게 말하
지 않는 경우가 많습니다. 그러나 필요한 경우 다른 약물을 추
가하거나 약물을 변경해서 이런 부작용을 줄일 수 있기 때문
에 솔직하게 이야기하고 도움을 받는 것이 좋습니다.

약을 먹지 않고 상담이나 다른 방법으로 치료하는 것은 없나요?

조현병은 일종의 뇌기능 장애로 약물치료가 가장 중요합
니다. 그러나 약물치료만으로 모든 환자들이 원래 기능으로
회복되는 것은 아닙니다. 따라서 여러 가지 보조적인 치료들
을 병행하는 것입니다. 그러나 약물 이외 다른 치료법들은 반
드시 보조적이라는 사실을 명심해야 합니다. 음악치료, 무용
치료, 미술치료를 비롯해 사이코드라마 등 보조적인 치료법들
이 시행되고 있는데, 약물치료와 함께 필요에 따라 보조적으
로 사용되어야 합니다.

술을 마시면 병이 나빠지나요?

　술이 직접 병을 악화시키는 것은 아니지만 여러 가지 이유로 경과에 좋지 못한 영향을 줍니다. 술을 마시면 생활 리듬이 불규칙해지고 약물복용을 소홀히 하게 됩니다. 잠이 얼른 오는 것처럼 느껴지기도 하지만 수면의 질이 저하되어 결국 불면증을 일으키게 됩니다. 또한 약물과 함께 복용하면 항정신병약물 효과도 떨어지게 됩니다. 많은 환자들이 항정신병약물 이외에도 항불안제나 다른 필요한 약물을 함께 복용하고 있는데, 술과 이런 약물들의 상호작용으로 인해 부작용이 생길 가능성도 많습니다. 또 심한 음주가 있는 경우 질병경과에도 영향을 미쳐 치료가 그만큼 어려워집니다.

　따라서 가능하면 술은 마시지 않는 것이 원칙입니다. 그러나 회복되어 사회생활을 하는 경우 금주는 때로 심각한 스트레스로 작용하기도 합니다. 회식자리에 참석을 못한다거나 친구들과 어울리지 못한다고 호소하는 경우도 많습니다. 이런 경우 미리 원칙을 정하는 것이 좋습니다. 꼭 필요한 경우 술자리에 가서도 술을 마시지 않는 방법 등에 대해 미리 대책을 세우는 것이 좋은데, 가능하면 구체적으로 어떻게 할 것인지, 거절한다면 어떻게 할 것인지 등에 대해 주치의와 미리 상의를 하는 것이 좋습니다.

담배를 끊는 것이 치료에 도움이 되나요?

조현병 환자의 경우 일반인에 비해 흡연 비율이 높습니다. 때로는 흡연이 이들의 불안과 긴장을 줄이는 데 일시적으로 도움이 되기도 합니다. 그러나 흡연은 항정신병약물 혈중농도를 낮추어 약효를 떨어뜨리는 경우가 있어 가능하면 줄이는 것이 좋습니다. 그러나 급성기 때 보호자들이 너무 금연을 강요하는 것은 좋지 않습니다. 금연 자체가 큰 스트레스로 작용하고 대부분은 실패로 끝나게 됩니다. 가능하면 금연은 지속적으로 유지되어야 하므로 어느 정도 급성 스트레스가 해소되어 비교적 평온한 시기에 시도하는 것이 좋습니다. 물론 본인이 끊기를 원하는 경우는 언제든지 끊도록 도와주어야 합니다.

환자에게 특별히 좋은 음식이나 피해야 하는 음식은 없나요?

결론적으로 말씀드리면 없습니다. 식사는 평상시와 똑같이 생각하시면 됩니다. 가끔 영양이 부족하다고 생각해서 지나치게 고영양식을 먹이는 경우가 있는데 오히려 체중이 너무 많이 증가하여 문제가 되는 경우가 많습니다. 특별히 피할 음식은 없고 다만 술이나 담배, 지나친 카페인 섭취 등은 피하는 것이 좋습니다.

혹시 결혼을 하게 되면 증상이 좋아지지는 않나요?

가끔 결혼을 시키면 병에 도움이 될 것이라고 생각하고 가족들이 결혼을 서두르는 경우가 있습니다. 그러나 결혼 자체는 병의 경과와는 무관합니다. 때로는 결혼해서 안정된 가정을 꾸리는 경우 큰 도움이 될 수도 있지만 반대로 결혼 자체가 큰 스트레스로 작용해서 병을 악화시킬 수도 있습니다. 먼저 환자가 어느 정도 회복이 되었는지, 결혼 생활을 감당할 수 있는 능력이 있는지 적절히 평가하여야 합니다. 또한 결혼 후의 생활, 임신 약물복용 등에 대해 미리 담당 의사, 환자, 그리고 보호자가 함께 의논해야 합니다. 가능하면 배우자가 될 사람도 함께 의논하는 것이 바람직합니다.

새로 사람을 사귀게 되는 경우라면 결혼까지 다소 시간적 여유를 두고 충분히 사귄 후 결혼을 결정하도록 돕는 것이 좋습니다. 가끔 환자가 결혼에 대해 집착하고 가족들에게 요구하는 경우가 있는데, 가족들이 보기에 아직 결혼할 상태가 아니라고 하더라도 단정적으로 결혼할 수 없다고 말하는 것은 좋지 않습니다. 환자들은 결혼을 자신이 정상적 사람으로 살 수 있는지 척도로 생각하는 경우가 있습니다. 따라서 가족들은 결혼을 못하는 것이 아니고 너무 서두르지 않는 것이 좋겠다고 충고하고 결혼을 위해서는 이런저런 측면들이 더 나아지면 좋겠다는 식으로 접근하는 것이 바람직합니다.

결혼을 할 때는 상대방에게 병에 대해 이야기를 하는 것이 좋을까요?

참으로 어려운 문제입니다. 물론 가장 좋은 방법은 결혼할 상대에게 질병에 대해 설명하고 동의를 구하는 것이지만 현실적으로 쉬운 일이 아니지요. 상대에게 알렸다가 결혼까지 이르지 못하는 경우도 흔히 봅니다. 그래서 본의 아니게 숨기고 결혼하는 경우가 많습니다. 이런 경우는 몇 가지 문제가 생길 수가 있습니다. 가장 중요한 것이 바로 약물복용이 어려워지거나 환자가 약을 거부하게 되는 경우가 많습니다. 배우자 몰래 약을 먹는다는 것은 쉬운 일이 아닙니다. 설혹 그렇게 한다고 하더라도 혹시 알게 되지 않을까 늘 긴장하게 됩니다. 그래서 결혼 후 임의로 약물을 중단하고 재발하는 안타까운 경우를 종종 보게 됩니다. 그 뿐만 아니라 혹시 배우자가 자신의 질병에 대해 알지나 않을까, 혹은 나중에 문제가 되지는 않을까 하는 염려와 불안으로 스트레스를 받게 됩니다. 또한 병을 숨기고 결혼을 한 경우 결혼 자체에 대한 법적 문제의 소지가 있음을 주지해야 합니다.

따라서 현재 치료 중이거나 치료가 필요한 경우는 상대에게 사실대로 알리는 것이 좋습니다. 지금은 질병으로부터 회복이 되었고, 재발 방지를 위해서 꾸준히 약물을 복용하고 있다고 설명하는 것이 좋습니다.

직장에 적응하지 못하는 경우는 어떻게 하면 좋을까요?

가족들의 큰 걱정 가운데 하나는 환자들이 홀로서기가 가능한가 하는 것입니다. 가족들이 보살피고 있는 동안에는 큰 걱정은 없지만 먼 장래를 생각하면 걱정이 안 될 수가 없습니다. 홀로서기를 위해서는 물론 안정된 직장을 갖는 것이 가장 중요합니다. 그러나 불행히도 회복 후 발병 전 기능을 찾지 못하고 직장에 적응이 어려운 경우도 많습니다. 여기에는 여러 가지 요인이 작용합니다. 만약 회복 후 직장에 복귀하거나 새로 직장을 얻게 된 경우 계속 적응이 어렵다면 먼저 원인을 찾는 것이 중요합니다.

- 피해의식을 비롯한 증상이 남아 적응이 어려운 경우도 있습니다. 동료들이 자신을 따돌린다거나 흉을 본다는 등의 말을 하는 경우 사실 여부를 명확히 파악할 필요가 있습니다. 자신감이 떨어져 자꾸 상대방의 눈치를 살피다가 스스로 위축되어 있는 경우 이런 증상의 호소가 많습니다. 아직 피해사고 등이 진행되고 있을 가능성도 있습니다.
- 대인관계의 어려움을 호소하는 환자가 많습니다. 발병 전에도 비교적 내성적이고 대인관계가 활발하지 않았던 경우도 있고 병을 앓고 난 후 오랜기간 위축된 생활을 했기 때문에 대인 관계가 더 어려워지는 경우도 있습니다.
- 인지기능이 떨어져 업무 능력이 예전과 다른 경우도 있습

니다. 인지기능 저하는 조현병의 중요한 증상 가운데 하나입니다. 집중력이 떨어지고 예전에 비해 사고력이나 판단력이 떨어져서 업무가 부담이 될 수 있습니다.

- 병에서 회복된 경우라도 오랜기간 공백이 있는 경우가 많습니다. 따라서 이런 경우 사회 적응에 어려움이 있습니다. 대부분 적응에 시간이 걸리지만 환자는 적응 기간을 넘기지 못하고 너무 쉽게 포기하는 경향이 있습니다. 이런 경우는 다른 직장에 들어간다 하더라도 똑같은 어려움을 겪을 수 있으므로 처음 적응 기간을 잘 넘길 수 있도록 격려해야 합니다.

퇴원 후 집으로 돌아온 초기에는 환자를 어떻게 대해야 하나요?

입원생활을 한 후 집으로 돌아온 환자는 일단 안정 및 적응 기간이 필요합니다. 무엇보다도 가족의 적극적 지지가 필요한 때입니다. 다음 제안들은 퇴원한 환자를 대할 때 도움을 줄 수 있습니다.

- 천천히 낮은 목소리로 이야기 합니다. 혼란을 피하기 위해 짧고 간단한 문장을 사용합니다. 필요하다면 같은 단어로 말과 질문을 반복합니다.
- 무엇을 하고 있고 왜 하는지에 대해 분명하게 설명합니다.

예를 들어 '나는 네 옷장에 깨끗한 옷을 넣고 있단다. 이 중에 오늘 입고 싶은 옷을 고를 수 있어.'

- 구조화되고 정규적인 일과표를 세웁니다. 이는 예측 가능하고 지속적이어야 합니다. 일과표를 마음대로 바꿔서는 안 되며 바꿀 때는 서로 상의를 하자고 제안합니다.
- 칭찬을 계속 합니다. 환자가 3일 동안 머리를 빗지 않았을 때, 머리를 빗으면 얼마나 매력적으로 보이는지를 이야기해 줍니다.
- 과다한 자극은 피하고 스트레스와 긴장을 줄입니다. 예를 들어, 가족 모두와 함께 식사하는 것은 초기에는 환자에게 당황스러운 일일 수 있습니다.

환자에게 약을 복용하고 치료자와 약속을 지킬 것을 권유하나 비난하며 강요하지는 않습니다.

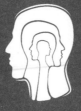

부록

조현병 관련 인터넷사이트 및 검색어

국내사이트

대한조현병학회	http://www.schizophrenia.or.kr
대한신경정신의학회	http://www.knpa.or.kr
대한정신건강의학과의사회	http://onmaum.com
대한생물정신의학회	http://www.biolpsychiatry.or.kr
대한정신약물학회	http://www.kcnp.or.kr

정신건강조기검진 및 서비스 제공 검색어

서울시 정신보건센터 청년정신건강검진 blutouch

국내 가족지지 모임(아름다운 동행)

국가정신건강포털

정신건강복지센터 동료지원가 양성

가족협회

(사) 대한정신보건가족협회 홈페이지

국가정신건강포털

해외 지지모임 및 학회

National Alliance on Mental Illness (NAMI)

Students With Psychosis

Inspire (조현병 및 정신증 지지 모임)

Schizophrenia & Psychosis Action Alliance

Family Association for Mental Health Everywhere

National Institute of Mental Health

Schizophrenia International Research Society (SIRS)

Society of Biological Psychiatry

Society for Neuroscience

조현병 관련 추천도서

- **마음의 중심이 무너지다**

  소우주, 2023. 앨린 색스 (지은이), 정지인 (옮긴이)

- **히든밸리로드**

  다섯수레, 2022. 로버트 콜커 (지은이), 공지민 (옮긴이)

- **내 아들은 조현병입니다**

  심심, 2019. 론 파워스 (지은이), 정지인 (옮긴이)

- **조현병의 모든 것-35년의 연구 결과를 축적한 조현병 바이블**

  심심, 2021, E. 풀러 토리 (지은이), 정지인 (옮긴이), 권준수 (감수)

- **뇌를 경청하라**

  21세기북스, 2010, 김재진

- **GRAPE 인지치료-청년워크북**

  학지사, 2010, 김경란 등
- **결정적 시기의 정신분열병 환자를 위한 정신사회적중재**

  학지사, 2008, 정영철/대한조현병학회
- **정신병 초기에의 개입: 초기 정신병 서비스 확립을 위한 안내서**

  중앙문화사, 2007, 김용식/신영민/이창인
- **정신분열병: A to Z**

  군자출판사, 2003, 권준수
- **정신분열병 환자를 위한 정신치료 특수기법**

  하나의학사, 2000, 정영철

개정판 편집후기

올해 베를린영화제 황금곰상은 니콜라 필레르 감독의 영화 「아다망에서」가 수상했습니다. 「아다망에서」는 정신질환을 앓고 있는 분들이 주거시설에서 지내는 것을 다룬 다큐멘터리 영화였습니다. 감독은 수상소감에서 "우리가 정신질환을 앓고 있는 이들에 대해 갖는 차별적이고 낙인 찍는 이미지를 뒤바꿔보려고 시도했다. 그들과 잘 지내지 못한다고 하더라도 적어도 인류애적 차원에서 같은 세상에 사는 사람으로서 차이를 넘어서 인식을 할 수 있도록 하고 싶었다"고 밝혔습니다. 대한조현병학회가 『조현병, 마음의 줄을 고르다(개정판)』을 준비하면서 가졌던 마음도 필레르 감독의 그것과 크게 다르지 않았습니다. 누군가에 대한 편견이나 낙인을 갖는다는 것은, 어쩌면 누군가에 대해 더 알아보기를 꺼려하는 게으름일 수도 있겠습니다. 동시에, 더 이상 의무를 지고 싶어하지 않는 무책임함일 수도 있겠습니다. 누군가 조현병을 앓고 있다면, 그 누군가에게 조현병은 그저 일부분에 해당할 뿐 결코 그의 전체가 될 수는 없습니다. 조현병이라는 범주만으로 상대를 판단하며 소중한 개별적 삶에 대해 살펴보려고 하지 않는 나태함을 지속적으로 경계해야 할 것입니다. 그 나태함이 조현병을 앓고 있는 그 누군가와 그 가족에게 또 다른 무거운 짐을 지우기 때문입니다. 본문에서 다룬 존 내쉬나 앨린 삭스를 굳이 다시 예시하지 않더라도, 우리 곁에는 삶의 무게를 묵묵하게 견뎌내고 그럼에도 불구하고 그 소중함을 구현해내는 수많은 그 누군가가 있음을 잊지 말아야 하겠습니다.

『조현병, 마음의 줄을 고르다』는 조현병 환자에 대한 편견과 낙인 감소를 목적으로 10여년 전에 대한조현병학회가 저술하였습니다. 그 기간 동안, 조현병의 발병기전, 치료방법, 그리고 사회적 환경이 적지 않게 변화했기에 개정이 필요했습니다. 그래서 다음과 같은 원칙으로 개정판을 준비하였습니다. 첫째, 그간 조현병에 대한 더욱 폭넓어진 이해나 사회적 인식 변화에 발을 맞추는 것이었습니다. 무엇보다도, 시간의 흐름과 함께 변화된 내용을 우선적으로 수정하였습니다. 둘째, 독자가 읽기에 훨씬 더 수월하도록 노력하였습니다. 『조현병, 마음의 줄을 고르다(초판)』는 당시 대한조현병학회 이사님들께서 직접 원고를 작성하셔서 그 형식과 내용 모두에서 매우 훌륭한 저작이었습니다. 다만, 전문가가 썼던 글인지라, 어려운 학술용어가 적지 않게 사용되었습니다. 그래서 개정판은 대다수 일반독자가 편안하게 그 내용을 이해할 수 있도록 최대한 쉬운 어휘나 표현을 수정하였습니다. 셋째, 단원 간 중복되는 내용은 일부 삭제하고 부족한 내용은 새롭게 작성해서 추가하였습니다. 내용이해를 돕기 위해 삽화 역시 새롭게 다수 추가하였습니다. 넷째, 적지 않은 수의 저자들이 참여한 원고인 터라, 저작 전반에 형식, 내용, 뉘앙스 등을 최대한 일관되게 하려고 노력했습니다. 또한, 내용배치도 독자가 이해하기 편하도록 적지 않게 수정하였습니다. 마지막, 영문직역 같은 표현은 최대한 지양하여 우리말에 부합하도록 수정하였고, 일부 맞춤법에 맞지 않는 표현은 교정하였습니다. 애초에 당사자와 그 가족의 목소리를 개정판에 담고자 했지만, 여러 가지 여건의 제약으로 그렇지 못했습니다. 매우 아쉬운 부분입니다만, 이 숙제는 또 다른 개정판이 풀어야 할 과제로 남겨두어야겠습니다.

『조현병, 마음의 줄을 고르다(개정판)』는 출판을 위해 도움을 주신 많은 분들께 감사의 말씀을 올리고자 합니다. 먼저, 『조현병, 마음의 줄을 고르다(초판)』 출판을 주도해주셨고 개정판 출판을 위해서 많은 지원을 아끼지 않으신 대한조현병학회 이사장님인 이유상 원장님께 감사드립니다. 그리고, 초판 출판에 참여했던 저자님들께도 깊이 감사드립니다. 개정판 편집위원회를 믿고 옥고의 수정을 맡겨주시고 그 수정을 흔쾌히 승낙하여 주신 것에 머리숙여 감사드립니다. 특히, 수정원고를 차분하게 검토해주신 강승걸 교수님, 권준수 교수님, 김종훈 교수님, 손인기 교수님, 원승희 교수님, 이승환 교수님, 이중서 교수님, 홍경수 교수님께 깊이 감사드립니다. 더불어, 개정판 원고를 차분히 검토해주신 감수자님들께도 감사드립니다. 특히, 수많은 업무로 분주한 와중에도, 수정원고를 꼼꼼히 검토해주시고 섬세한 의견을 주셨던 김성완 교수님, 박일호 교수님, 이승재 교수님, 이정석 교수님께 감사드립니다. 감수자님들의 세심한 검토 덕분에, 개정판의 완성도를 더욱 높일 수 있었습니다. 개정판 출판작업이 사실 많은 인내심과 지구력을 필요로 하는 것인데, 편집위원회로 애써주신 김양식 교수님, 안유석 교수님, 주성우 교수님께도 깊은 감사의 말씀을 드립니다. 세 분 교수님들과 함께 하지 않았다면, 개정판은 출판되지 못했을 것입니다. 감사드립니다. 그리고 개정판 출판을 담당해준 군자출판사에도 감사의 말씀을 드립니다. 수정원고를 또다시 수정하고 검토하는 그 지루하고 힘든 과정을 헌신적으로 담당해준 김지수 편집자님과 행정업무 전체를 총괄해서 든든하게 그 과정을 지원해준 임경수 과장님께 감사드립니다. 마지막으로, 10여 년의 세월 동안 『조현병, 마음의 줄을 고르다』를 아껴주신 수많은 독자님들께 진심어린 감사를 드립니다. 제 감사의 마음이 독자님 한 분 한 분의 마음 깊은 곳에 닿을 수 있게 되기를 기도합니다. 그리고, 사실 『조현병, 마음의 줄을 고르다』가 난해한 내용도 적지 않게 포함된 저술임에도 불구하고, 이 책을 아껴주신 독자님들의 마음을 다시 한 번 생각해봅니다.

저는 전공의 시절 한 환우의 어머니로부터 받았던 촌지 삼만칠천원을 잊지 못합니다. 당시에는 김영란법이 제정되기 이전이어서 촌지를 받는 것이 위법한 행위가 아니었습니다. 사실, 위법한 행위인지 아닌지 여부를 떠나서, 그 어머니의 촌지를 차마 거절할 수가 없었습니다. 그는 발병 이전에 그 누구보다 착하고 성실해서 공부를 열심히 해서 많은 기대를 받았었습니다. 그래서 그의 미래를 위해 어머니는 어려운 집안형편 속에도 갖은 고생을 마다하지 않았었습니다. 그의 성취와 발전이 어머니에게는 가장 큰 기쁨이었고 그 모든 삶의 고뇌를 잊게 해주는 것이었습니다. 그랬던 그에게 안타깝게도 조현병이 어느 날 찾아왔었고 저는 주치의로서 그를 만나게 되었습니다. 그가 퇴원하던 날, 어머니는 눈물을 애써 꾹꾹 참으며 연신 고맙다는 말을 되뇌었습니다. 그리고 사는 게 힘들어 미처 선물을 준비하지 못했다며, 당신 주머니에 있었던 얼마나 많이 구겨지고 구겨졌던지 마치 공 같았던 돈뭉치를 제게 주었었습니다. 천원짜리, 오천원짜리, 만원짜리 다 합쳐보니 삼만칠천원이었습니다. 삼만칠천원…. 그 눈물나는 돈이 지금도 이따금 생각납니다. 이 책이 그 삼만칠천원에 담긴 어머니의 마음에 조금이라도 답하는 것이었으면 하는 바람을 전해봅니다.

2023년 8월
편집위원회를 대표해서, 박선철

초판 편집후기

　이름을 바꾼다는 것은 많은 의미가 있습니다. 어떤 사람들은 인생이 바뀌기도 한다고 믿기도 합니다. 그런 뜻에서 '조현병'으로 바뀐 이름은 환자와 가족들뿐만 아니라, 저 같은 의사에게도 큰 의미로 다가옵니다. 진료 중인 환자가 더 나은 삶을 살게 된다면 의사로서 이보다 뿌듯한 일이 있을까요? 그래서인지 바뀐 이름에 대해 거는 기대가 그만큼 큽니다. 조현병으로부터 회복되고 건강한 모습을 되 찾아 가는 것은 물론, 환자가 사회에 적응해 나가며 훌륭하게 자신의 역할을 감당해 나가기 위해서는 사회의 관심과 지지가 반드시 필요하기 때문입니다. 이 책은 지금도 진료실에서 환자를 돌보고 계신 여러 선생님들의 그런 기대가 고스란히 담겨있습니다. 뿐만 아니라 환자와 가족들도 이 책을 통해서 그릇된 지식에서 벗어나 제대로 된 치료를 받게 되는 것도 중요한 목표 중 하나입니다.

　이런 기대들로 인해 개인적으로는 희망과 함께 많은 책임감을 느끼고 편집 작업을 진행했습니다. 어떻게 책이 구성이 되어야 사람들이 관심을 갖고 딱딱하지 않은 책이 될 수 있을지, 전문가가 보기에도 훌륭한 정보를 전달해주는 책이 될 수 있을지, 두 마리 토끼를 잡는 심정으로 하다 보니 오히려 탈이 나지 않을까 걱정도 앞서기도 했습니다. 그 때마다 대한조현병학회의 김찬형 이사장님께서는 아낌없는 격려와 지지를 해주시며 부담감을 덜어주셨고, 각 챕터를 맡아주셨던 여러 이사님들께서도 제가 생각하지 못했던 부분들을 말씀해주시며 조언을 아끼지 않으셨기에 깊은 감사의 말씀을 드리지 않을 수 없습니다.

처음부터 끝까지 발간을 총 지휘해 주셨던 이유상 편집위원장님과 최준호, 이남영, 박선철 편집위원 선생님들께도 감사의 마음을 드립니다. 그리고 교정을 맡아주신 김이정 작가님과 카툰 담당하신 임익종 작가님 덕분에 더 좋은 책으로 발전할 수 있었습니다. 출판을 위해 애써주신 군자출판사의 장주연 사장님과 홍우진 과장님에게도 감사드립니다.

아무쪼록 많은 사람들이 이 책을 통해 크고 작은 도움을 받을 수 있기를 간절히 바랍니다.

오대영

개정판 저자, 편집자 명단

1. 개정판 저자

강대엽 (연세유앤김정신과의원)

강승걸 (가천의대)

권준수 (서울의대)

김양식 (인하의대)

김용구 (고려의대)

김재진 (연세의대)

김종훈 (가천의대)

김찬형 (연세의대)

박선철 (한양의대)

박성혁 (연세새힘정신건강의학과의원)

박일호 (가톨릭관동의대)

손인기 (계요병원)

심주철 (심주철정신건강의학과의원)

안석균 (연세의대)

안유석 (서울의대)

오대영 (시울정신건강의학과의원)

원승희 (경북의대)

이경욱 (가톨릭의대)

이규영 (을지의대)

이남영 (동국의대)

이명수 (연세라이프정신건강의학과의원)

이상혁 (차의과학대)

이승환 (인제의대)

이유상 (용인정신병원)

이정석 (국민건강보험 일산병원)

이중서 (한림의대)

이헌정 (고려의대)

정영철 (전북의대)

주성우 (울산의대)

주연호 (울산의대)

최준호 (한양의대)

홍경수 (The University of British Columbia)

2. 개정판 편집자

김양식 (인하의대)   안유석 (서울의대)

박선철 (한양의대)   주성우 (울산의대)

3. 개정판 감수자

강시현 (사당숲정신건강의학과의원)   이미경 (이지브레인의원)

김민아 (서울의대)   이승재 (경북의대)

김성년 (서울의료원)   이승환 (인제의대)

김성완 (전남의대)   이유상 (용인정신병원)

김세현 (서울의대)   이정석 (국민건강보험 일산병원)

김의태 (서울의대)   이준희 (을지의대)

박일호 (가톨릭관동의대)   이중선 (울산의대)

박종익 (강원의대)   이해우 (서울의료원)

백지현 (성균관의대)   이헌정 (고려의대)

안석균 (연세의대)   전명욱 (국립중앙의료원)

이건석 (한양의대)   조철현 (고려의대)

이규영 (을지의대)   최준호 (한양의대)

초판 저자, 편집자 명단

1. 초판 저자

강대엽 (연세유앤김정신과의원)

강승걸 (가천의대)

권준수 (서울의대)

김용구 (고려의대)

김재진 (연세의대)

김정진 (가톨릭의대)

김종훈 (가천의대)

김찬형 (연세의대)

박선철 (한양의대)

박성혁 (연세새힘정신건강의학과의원)

박일호 (가톨릭관동의대)

손인기 (계요병원)

심주철 (심주철정신건강의학과의원)

안석균 (연세의대)

오대영 (시울정신건강의학과의원)

원승희 (경북의대)

이경욱 (가톨릭의대)

이규영 (을지의대)

이남영 (동국의대)

이명수 (연세라이프정신건강의학과의원)

이상혁 (차의과학대)

이승환 (인제의대)

이유상 (용인정신병원)

이정석 (국민건강보험 일산병원)

이중서 (한림의대)

이헌정 (고려의대)

정영철 (전북의대)

주연호 (울산의대)

최준호 (한양의대)

홍경수 (The University of British Columbia)

2. 초판 편집자

박선철 (한양의대)　　　　이유상 (용인정신병원)

오대영 (서울정신건강의학과의원)　　최준호 (한양의대)